# 前列腺癌综合治疗

主编　纪建松

科学出版社

北　京

# 内 容 简 介

　　前列腺癌作为男性泌尿生殖系统常见的恶性肿瘤，其发病率在全球范围内呈上升趋势，严重威胁着男性的健康与生活质量，综合治疗在前列腺癌的治疗中发挥着重要作用。本书分为 7 章，分别介绍了局限性前列腺癌的治疗、转移性激素敏感性前列腺癌的治疗、转移性去势抵抗性前列腺癌的治疗、前列腺癌治愈性治疗后复发的治疗、前列腺癌特定亚型的诊疗等。全书围绕前列腺癌的诊断、治疗及护理展开详细阐述，内容简洁明了，实用性强，旨在为读者提供全面的参考。

　　本书可以作为内科、外科、肿瘤科、放疗科和骨科等中低年资医师的参考用书。

**图书在版编目（CIP）数据**

前列腺癌综合治疗 / 纪建松主编. -- 北京：科学出版社，2025. 6.
ISBN 978-7-03-082261-1

Ⅰ. R737.250.5

中国国家版本馆CIP数据核字第2025BD6379号

责任编辑：高玉婷 / 责任校对：张　娟
责任印制：师艳茹 / 封面设计：吴朝洪

科学出版社 出版
北京东黄城根北街 16 号
邮政编码：100717
http://www.sciencep.com

北京中科印刷有限公司印刷
科学出版社发行　各地新华书店经销

\*

2025 年 6 月第 一 版　开本：720×1000　1/16
2025 年 6 月第一次印刷　印张：10 3/4
字数：260 000

**定价：109.00 元**
（如有印装质量问题，我社负责调换）

# 编者名单

主　编　纪建松

副主编　涂建飞　吴　鹤　李　杰　赵中伟　宋晶晶

编　者（以姓氏笔画为序）

毛卫波　毛剑婷　方世记　卢陈英　叶忠伟　兰　慧

刘媛媛　江姜乐　李　玲　杨宏远　吴　丹　应晓珍

张登科　张鑫杰　陈　丽　陈碧正　易雄英　周烨煜

郑丽云　顾腾飞　程慧斐　楼　建

前列腺癌作为男性泌尿生殖系统常见的恶性肿瘤，其发病率在全球范围内呈上升趋势，严重威胁着男性的健康与生活质量。随着人口老龄化进程的加快及诊断技术的不断革新，前列腺癌的检出率日益提高，使得这一疾病受到了更为广泛的关注。

早期前列腺癌多无明显症状，常在体检或因其他疾病检查时偶然发现，部分患者出现症状时，病情可能已进展至中晚期，错失了最佳治疗时机。因此，前列腺癌的早期诊断至关重要，准确的诊断方法不仅有助于及时发现肿瘤，还能为后续个性化治疗方案的制订提供关键依据。当前，前列腺癌的诊断主要依靠血清前列腺特异性抗原（PSA）检测、直肠指检、前列腺超声、磁共振成像（MRI）及前列腺穿刺活检等多种手段的联合应用。然而，每种方法都有其局限性，如何优化诊断流程，提高早期诊断的准确性，仍是临床面临的重要挑战。

在治疗方面，前列腺癌的治疗手段丰富多样，包括手术治疗（如根治性前列腺切除术）、放射治疗（外照射和近距离放疗）、介入治疗、内分泌治疗、化疗、靶向治疗及免疫治疗等。治疗方案的选择需综合考虑患者的年龄、身体状况、肿瘤分期、病理分级等多方面因素。对于局限性前列腺癌，根治性手术或放疗有望实现根治；而对于转移性前列腺癌，治疗目的则主要是控制肿瘤进展、缓解症状、延长患者生存期并提高生活质量。

介入治疗等综合治疗在前列腺癌的治疗中发挥着重要作用。随着成像技术的明显改善，肿瘤可以被准确定位。影像引导下的介入治疗进展迅速，有可能在避免传统根治性手术副作用的同时获得同等疗效。当前，患者对于各种时期的前列腺癌进行安全、有效的介入治疗有很大的需求。

　　尽管前列腺癌的诊治取得了显著进展，但仍存在诸多亟待解决的问题。例如，如何进一步提高早期诊断的敏感性和特异性，如何更有效地预测患者对不同治疗方法的反应，以及如何克服肿瘤耐药等。深入研究前列腺癌的发病机制、探索新的诊断标志物和治疗靶点，对推动前列腺癌诊治水平的提升具有重要意义。本书将围绕前列腺癌的诊断与治疗及护理展开详细阐述，旨在为临床医生和相关研究人员提供全面的参考，共同促进前列腺癌诊治事业的发展。

纪建松

浙江省丽水市中心医院党委书记

# 目　录

# 第 1 章

# 总 论

## 第一节　前列腺癌的基本概述及 MDT 模式

### 一、前列腺癌的定义

前列腺癌（prostate cancer，PCa）是指发生在前列腺上皮的恶性肿瘤。2004年世界卫生组织（World Health Organization，WHO）《泌尿系统及男性生殖器官肿瘤病理学和遗传学》将前列腺癌病理类型分为腺癌（腺泡腺癌）、导管腺癌、尿路上皮癌、鳞状细胞癌、腺鳞癌。其中前列腺腺癌占 95% 以上，通常我们所说的前列腺癌就是指前列腺腺癌。

### 二、前列腺癌流行病学

前列腺癌是男性泌尿生殖系统中最常见的恶性肿瘤，据 WHO 下属的国际癌症研究机构（GLOBOCAN，IARC）2020 年统计，在世界范围内，其发病率在男性所有恶性肿瘤中位居第二，仅次于肺癌。前列腺癌的发病率具有显著的地域和种族差异，发达国家的发病率是发展中国家的 3 倍（37.5/10 万比11.3/10 万）。北欧、西欧、加勒比海国家、北美、澳大利亚和新西兰等地区和国家前列腺癌高发，发病率最高可达 83.4/10 万，而亚洲和北非等地区相对低发，发病率最低为 6.3/10 万。在北美地区，前列腺癌的发病率居男性恶性肿瘤的首位，死亡率是男性恶性肿瘤的第二位。据美国癌症协会估计，2022 年美国新发前列腺癌患者预计达 268 490 人，占男性所有恶性肿瘤的 27%；新增死亡人数将达 34 500 人，仅次于肺癌。亚洲前列腺癌的发病率和死亡率远低于欧美国家，但近年来呈明显上升趋势。

中国是前列腺癌发病率及死亡率较低的国家之一，但近些年来增长趋势也较为显著。根据国家癌症中心肿瘤登记办公室 2022 年公布的最新数据，从全国487 个肿瘤登记处统计的 2016 年中国癌症发病结果来看，前列腺癌年龄标化的总发病率已超过肾肿瘤和膀胱肿瘤，位居男性泌尿生殖系肿瘤第一位。2016 年我国前列腺癌发病率为 11.05/10 万，死亡率为 4.75/10 万。从 2000 年到 2016 年，前列腺癌发病率平均年增长 7.1%，死亡率平均年增长 4.6%。我国一组尸检结果则显示，前列腺癌阳性检出率高达 35.4%，处于欧美、亚洲地区报道的尸检检出率（8.3%～58.6%）的中间水平。据世界卫生组织国际癌症研究机构（IARC）统计，近年来中国前列腺癌发病率将达 15.6/10 万，年新发病例将超 11.5 万人，死亡人数超 5.1 万人，这一快速增长趋势需引起重视。

前列腺癌发病率与年龄密切相关。随着年龄的增长，50 岁以上人群发病率呈指数增加。我国新诊断前列腺癌患者中位年龄为 72 岁，高峰年龄为 75～79 岁，而年龄 < 60 岁的人群患前列腺癌的风险相对较低。国家癌症中心肿瘤登记办公室收集全国 72 个登记处的最新数据显示，年龄 < 44 岁的人群患前列腺癌的可能性仅为 0.01%，45～59 岁年龄段增至 0.34%，60～74 岁年龄段增至 2.42%，> 75 岁年龄段高达 3.24%。

### 三、前列腺癌病因学

前列腺癌的病因及发病机制非常复杂，其确切病因尚不明确。病因学研究显示前列腺癌与遗传、年龄、环境因素、生活方式、炎症等有密切关系。

1. **遗传因素**　前列腺癌具有一定的家族聚集现象。如果一个男性的一位一级亲属（父亲、兄弟）患有前列腺癌，他自身患前列腺癌的风险会增加 2～3 倍。2 个以上一级亲属患有前列腺癌，相对风险会增加 5～11 倍。有前列腺癌家族史的患者比无家族史的患者确诊年龄早 6～7 年。

一项美国的研究表明，15.6% 的前列腺癌患者有胚系基因致病性突变（BRCA1、BRCA2、HOXB13、MLH1、MSH2、PMS2、MSH6、EPCAM、ATM、CHEK2、NBN 和 TP53），而 10.9% 的患者存在 DNA 修复基因的致病性突变，如 BRCA2（4.5%）、CHEK2（2.2%）、ATM（1.8%）、BRCA1（1.1%）。

2. **环境因素**　流行病学研究资料显示，亚洲裔人群移居美国后前列腺癌发病率会显著升高，提示地理环境也会影响前列腺癌的发病。

有研究显示，长期暴露于某些化学物质环境可能会增加前列腺癌的发病风险。例如，镉化合物是一种常见的工业污染物，在电池制造、电镀等行业中广泛存在。镉在前列腺组织中蓄积后，可通过诱导氧化应激、干扰细胞内信号转导等方式，对前列腺细胞造成损害，导致癌变。此外，一些杀虫剂、多氯联苯等化学物质也可能与前列腺癌的发病有关。

3. **饮食因素与肥胖**

（1）高脂肪饮食：长期摄入高动物脂肪饮食，如红肉和全脂奶制品等，是前列腺癌的危险因素。高脂肪饮食可能通过多种机制增加发病风险，例如，它可以改变体内激素水平，导致雄激素水平相对升高，刺激前列腺细胞增殖。同时，高脂肪食物可能引起体内脂质代谢紊乱，产生过多的活性氧（ROS），引发氧化应激，损伤前列腺细胞。

（2）保护性食物成分：一些食物成分可能对前列腺癌有预防作用。例如，番茄红素是一种存在于番茄等蔬菜中的抗氧化剂，它能够清除自由基，减少氧化应激对前列腺细胞的损伤，从而降低前列腺癌的发病风险。此外，富含膳食纤维的食物，如蔬菜、水果和全谷物等，也可能通过调节肠道菌群、改善代谢等方式对前列腺起到保护作用。

（3）肥胖：肥胖与前列腺癌的发病密切相关。肥胖个体体内脂肪组织增多，脂肪细胞可将雄激素前体转化为雌激素，使体内雌激素水平相对升高，雄激素水平相对降低，这种激素失衡可能促进前列腺癌的发生。此外，肥胖还会引起慢性炎症反应，炎症介质可刺激前列腺细胞增殖，增加癌症发生的可能性。

4. 炎症与免疫因素

（1）慢性炎症：慢性前列腺炎等炎症性疾病可能是前列腺癌的病因之一。在炎症过程中，炎症细胞会释放多种细胞因子，如白介素 -6（IL-6）、肿瘤坏死因子 -α（TNF-α）等。这些细胞因子可刺激前列腺细胞增殖，并会增加细胞内的氧化应激反应，导致 DNA 损伤。长期的炎症刺激可使前列腺细胞发生基因突变，最终引发前列腺癌。

（2）免疫调节异常：机体的免疫系统在前列腺癌的发生发展过程中也起到重要作用。正常情况下，免疫系统可以识别并清除癌细胞。然而，在某些情况下，如免疫监视功能下降、免疫细胞功能异常等，癌细胞可能逃避免疫系统的监视和清除，从而得以生长和扩散。例如，调节性 T 细胞（Tregs）等免疫抑制细胞在前列腺癌组织周围的数量增加，可能抑制免疫效应细胞的功能，帮助癌细胞逃避免疫攻击。

目前，前列腺癌的危险因素还在研究中，部分因素仍存在争议。酒精摄入量过多是前列腺癌的高危因素，同时与前列腺癌特异性死亡率相关。过低或过高的维生素 D 水平和前列腺癌的发病率有关，尤其是高级别前列腺癌。紫外线暴露可能会降低前列腺癌的发病率。研究发现维生素 E 和硒并不能影响前列腺癌的发病率。对于性腺功能减退者，补充雄激素并不增加前列腺癌的患病风险。目前尚无明确的药物干预或饮食方法来预防前列腺癌。

## 四、前列腺癌 MDT 模式

前列腺癌的治疗涉及多个学科，前列腺癌的诊治应重视多学科诊疗（MDT）

的开展，尽可能多地开展 MDT。MDT 模式的提出打破了传统专科之间的壁垒，是医疗模式人性化、个体化的体现，由过去的"患者围着专家转"转变成"专家围着患者转"的治疗模式。MDT 团队应包括泌尿外科、肿瘤内科、放射科、病理科、核医学科、专业护理团队等医务人员，有条件的医院也可加入介入科、骨科、超声诊断科、遗传咨询科、疼痛科等相关科室的医务人员。MDT 成员应为从事泌尿生殖肿瘤诊治的高年资主治医师及以上级别的医生和从事泌尿生殖肿瘤诊治的专业护理人员，为前列腺癌患者提供全流程的医疗决策和健康管理方案，包括早期诊断、治疗、随访和管理与诊疗相关的并发症，最终改善患者的生存和生活质量。MDT 日常活动的开展最好为固定学科、固定专家、固定时间、固定场所及固定设备，也可在互联网平台或基于智能手机的应用软件按需举行。国内最新一项回顾性研究表明，对于晚期转移性去势抵抗性前列腺癌患者，定期进行 MDT 讨论较无 MDT 的患者，OS 中位数可延长 11 个月。因此，应尽可能广泛地开展前列腺癌 MDT。

## 第二节　前列腺癌的临床、病理学诊断及分期

### 一、临床表现

前列腺癌好发于老年男性。早期前列腺癌常无症状，肿瘤增大时压迫邻近器官和组织，出现相应症状和体征，最主要的临床症状为尿路症状，如尿流缓慢、尿频、尿急、尿流中断、排尿不尽和排尿困难，甚至尿潴留、尿失禁等，其中血尿较少见，但是这些症状都无明显特异性，与良性前列腺增生症状相同。晚期前列腺癌可出现远处器官转移的症状，如骨转移疼痛、病理性骨折、大便困难、下肢水肿等。病史询问包括一般状况，夜尿、尿频、尿急、排尿困难等尿路症状及有无性功能障碍。

### 二、前列腺癌的筛查与诊断

前列腺癌患者的生存时间与其临床诊断时恶性肿瘤分期密切相关。我国前列腺癌初诊病例以临床中晚期居多，临床局限性前列腺癌病例仅为 30%，导致我国前列腺癌患者的总体预后较差。由于前列腺癌发病隐匿、进展较慢，因此，对高风险人群进行前列腺癌筛查，通过实验室检查、影像学检查、病理学检查等手段诊断早期前列腺癌，并予以规范化治疗，是改善我国前列腺癌患者预后的重要手段。

1. 扩展早期精准筛查人群　2022 版指南新增对携带 *MSH2*、*PALB2* 或 *ATM*

突变且 40 岁以上的中国男性，推荐接受前列腺特异性抗原（prostate specific antigen，PSA）筛查，此次更新是基于一项中国人群的大样本（全国多中心队列研究）。该研究纳入了来自复旦大学附属肿瘤医院、中国香港中文大学威尔士亲王医院、四川大学华西医院、中山大学肿瘤防治中心等的 1836 例中国前列腺癌患者，分析了胚系基因突变与临床特征的关系。研究表明，除 *BRCA2* 基因外，携带 *MSH2*、*PALB2* 或 *ATM* 基因胚系致病性突变的中国男性患前列腺癌的风险显著增加，分别是非突变人群的 15.8 倍、5.1 倍。因此，对于携带这些致病型胚系突变的人群，推荐更早接受 PSA 筛查。此外，对于 PSA 筛查异常的男性，应进一步复检 PSA，若仍出现异常，可使用尿液检测、前列腺健康指数（prostate health index，PHI）检查、影像学检查等进一步精准诊断。

2. 前列腺癌的诊断

（1）前列腺健康指数：对于筛查中 PSA 异常的男性，可结合使用 PHI 进一步精准诊断。使用风险分层工具如 PHI 可减少 MRI 扫描和穿刺次数。根据一项纳入 545 例初次活检男性、比较评估多种诊断路径的前瞻性多中心研究，当使用 PHI ≥ 30 作为风险分层工具决定是否进行 MRI 扫描以及穿刺时，将减少约 25% 的 MRI 扫描和穿刺次数。

（2）影像学检查在前列腺癌诊断中的应用：多参数磁共振成像（mpMRI）已被广泛应用于前列腺癌的诊断中，成为首选的影像学检查方法。仅在 mpMRI 不可及或患者无法进行 MRI 检查的情况下，经直肠超声才作为首选的影像学检查方法。CADMUS 研究纳入了 307 例行 mpMRI 和超声诊断的患者，其中 257 例进行了前列腺穿刺活检。研究显示，与 mpMRI 相比，使用经直肠超声诊断前列腺癌的患者减少了 4.3%，而进行活检的患者增加了 11.1%。此外，前列腺特异性膜抗原正电子发射断层成像（PSMA-PET/CT）联合 mpMRI 可能会进一步提升临床有意义前列腺癌的检出率。一项包含 296 例患者的前瞻性多中心队列研究显示：针对检出临床有意义的前列腺癌，PSMA-PET/CT 联合前列腺 mpMRI 检查相较于单用 mpMRI，可提高阴性预测值（91% 比 72%）和灵敏度（97% 比 83%）。同样地，PSMA-PET/CT 在前列腺癌影像学分期上也具有较高的灵敏性和特异性，能显著提升前列腺癌早期转移诊断的准确率。一项前瞻性随机研究 proPSMA 纳入了 302 例高危前列腺癌患者，比较了 PSMA-PET/CT 和常规成像（腹部 CT 和骨扫描）的诊断效能。结果显示，在初始分期方面，PSMA-PET/CT 的准确性优于常规成像组（92% 比 65%）。

近年来，基于 mpMRI 的前列腺靶向穿刺在国内开展得日趋广泛。mpMRI 能够更可靠地定位可疑区，既能减少不必要的穿刺，又能有效地提高穿刺的准确率，进而提高了前列腺癌的检出率，减轻了患者的痛苦，减少了术后并发症。

STHLM3-MRI 研究显示，在 PSA 筛查人群中使用 mpMRI 相较于标准活检组，可显著减少临床无意义癌的检出（4% 比 12%）。目前，不同靶向穿刺图像引导技术之间的差异无统计学意义。

（3）前列腺癌的基因检测：新版指南新增推荐局限性的前列腺癌患者考虑接受基因检测，尤其是携带不良病理因素的患者。华西医院研究表明，约 50.0% 的局部晚期 / 转移性前列腺导管内癌（intraductal carcinoma of the prostate，IDC-P）患者存在致病性体系突变，包括 *BRCA2*、*ATM*、*CDK12*、*CHEK2* 和 *PALB2* 等基因。因此，对于该类患者，应尽早接受基因检测，从而指导后续治疗。此外，血浆 ctDNA 与组织检测具有较高的一致性，可在组织标本不能获取时，作为替代样本。PROfound 研究及 TRITON2/3 研究回顾性分析表明，转移性去势抵抗性前列腺癌（metastatic castration resistant prostate cancer，mCRPC）患者的组织和血浆配对样本的检测一致性为 82% ～ 91%。两项针对中国 mCRPC 患者的分析也表明，组织和血浆配对样本检测的阳性一致性约为 90%。

## 三、病理学诊断及分期

前列腺癌病理类型包括腺泡腺癌、导管内癌、导管腺癌、尿路上皮癌、鳞状细胞癌、基底细胞癌和神经内分泌肿瘤等。

前列腺腺癌的病理分级推荐使用 Gleason 评分系统；前列腺癌 TNM 分期和预后分组推荐采用美国癌症联合委员会（American Joint Committee on Cancer，AJCC）第 8 版 TNM 分期系统，该系统将前列腺癌预后分组为 Ⅰ 期、Ⅱ 期、Ⅲ 期和 Ⅳ 期；前列腺癌的病理分型推荐采用 2016 年 WHO《泌尿系统及男性生殖器官肿瘤病理学和遗传学》。

目前应用最广泛的前列腺癌的分级方法是 Gleason 评分系统（表 1-1）。该系统把前列腺癌组织分为主要形态分级区和次要形态分级区，每区按 5 级评分，2 个分级区的 Gleason 分级值相加得到总分即为其分化程度。

2016 WHO 分类中对 Gleason 分级值的定义如下：Gleason 1 级是由密集排列但相互分离的腺体构成边界清楚的肿瘤结节；Gleason 2 级肿瘤结节向周围正常组织微浸润，且腺体排列疏松，异型性大于 Gleason 1 级；Gleason 3 级肿瘤性腺体大小不等，形态不规则，明显浸润性生长，但每个腺体均独立不融合，有清楚的管腔；Gleason 4 级肿瘤性腺体相互融合，形成筛孔状，或细胞环形排列，中间无腺腔形成；Gleason 5 级呈低分化癌表现，不形成明显的腺体结构，排列成实性细胞巢或单排及双排的细胞条索。

表 1-1　Gleason 评分系统

| Gleason 分级 | 病理形态 |
| --- | --- |
| 1 | 由密集排列但相互分离的腺体构成边界清楚的肿瘤结节 |
| 2 | 肿瘤结节有向周围正常组织的微浸润，且腺体排列疏松，异型性大于 1 级 |
| 3 | 肿瘤性腺体大小不等，形态不规则，明显浸润性生长，但每个腺体均独立不融合，有清楚的管腔 |
| 4 | 肿瘤性腺体相互融合，形成筛孔状，或细胞环形排列，中间无腺腔形成 |
| 5 | 呈低分化癌表现，不形成明显的腺管，排列成实性细胞巢或单排及双排的细胞条索 |

2016 年 WHO 前列腺癌新的分组是基于 2014 年国际泌尿病理协会共识会议上提出的一种新的分级分组方法，并称之为前列腺癌分级分组系统，该系统根据 Gleason 总评分和疾病危险度的不同，将前列腺癌分为 5 个不同的组别。

1. 分级分组 1　Gleason 评分 ≤ 6 分，仅由单个分离的、形态完好的腺体组成。

2. 分级分组 2　Gleason 评分 3+4=7 分，主要由形态完好的腺体组成，伴有较少的形态发育不良腺体或融合腺体或筛状腺体组成。

3. 分级分组 3　Gleason 评分 4+3=7 分，主要由发育不良的腺体或融合腺体或筛状腺体组成，伴少量形态完好的腺体。

4. 分级分组 4　Gleason 评分 4+4=8 分，3+5=8 分，5+3=8 分，仅由发育不良的腺体或融合腺体或筛状腺体组成，或者以形态完好的腺体为主伴少量缺乏腺体分化的成分组成，或者以缺少腺体分化的成分为主伴少量形态完好的腺体组成。

5. 分级分组 5　Gleason 评分 9 ～ 10 分，缺乏腺体形成结构（或伴坏死），伴或不伴腺体形态发育不良或融合腺体或筛状腺体。

前列腺癌 TNM 分期和预后分组推荐应用 AJCC 2017 年第 8 版，见表 1-2。

表 1-2　2017 年第 8 版美国癌症联合委员会前列腺癌 TNM 分期系统

| 临床分期 | 病理分期 |
| --- | --- |
| Tx：原发肿瘤无法评估 | |
| T0：没有原发肿瘤证据 | |
| T1：不能被扪及和影像学检查无法发现的临床隐匿性肿瘤 | 没有病理学 T1 分类 |

续表

| 临床分期 | 病理分期 |
| --- | --- |
| T1a：在 5% 或更少的切除组织中偶然的肿瘤病理发现 | |
| T1b：在 5% 以上的切除组织中偶然的肿瘤病理发现 | |
| T1c：穿刺活检证实的肿瘤（如由于 PSA 升高），累及单侧或者双侧叶，但不可扪及 | |
| T2：肿瘤可扪及，局限于前列腺之内 | pT2：局限于器官内 |
| T2a：肿瘤限于单叶的 1/2 或更少；T2b 肿瘤侵犯超过单侧叶的 1/2，但仅限于一叶；T2c：肿瘤侵犯两叶 | |
| T3：肿瘤侵犯包膜外，但未固定，也未侵犯邻近结构 | pT3：前列腺包膜外受侵 |
| T3a：包膜外侵犯（单侧或双侧）；T3b：肿瘤侵犯精囊（单侧或双侧） | pT3a：前列腺外侵犯（单侧或双侧），或显微镜下可见侵及膀胱颈；pT3b：侵犯精囊 |
| T4：肿瘤固定侵犯除精囊外的其他邻近组织结构；如外括约肌、直肠、膀胱、肛提肌和（或）盆壁 | pT4：肿瘤固定或侵犯除精囊外的其他邻近组织结构 |
| Nx：区域淋巴结无法评估 | pNx：无区域淋巴结取材标本 |
| N0：无区域淋巴结转移 | |
| N1：区域淋巴结转移 | |
| Mx：远处转移无法评估 | pN0：无区域淋巴结转移 |
| M0：无远处转移 | pN1：区域淋巴结转移 |
| M1：远处转移 | |
| M1a：非区域淋巴结的转移；M1b：骨转移；M1c：其他部位转移，有或无骨转移 | |

## 四、前列腺特定亚型的病理学诊断及分期

1.导管内癌（IDC-P）分级和相关问题　导管内癌（IDC-P）是在 2016年《消化系统肿瘤 WHO 分类》第 4 版的 WHO 泌尿男性生殖肿瘤分类中被引入。鉴于其临床和预后意义，在《消化系统肿瘤 WHO 分类》第 5 版中保留并扩展了该独立章节的内容。导管内癌在近年来讨论和研究都较多。其特点是患者为浸润性前列腺腺癌，肿瘤侵入了良性的导管或腺泡，沿着基底细胞，在原本是良性的结构内部开始不断增殖，最终成为在导管内生长的肿瘤。IDC-P 的定义核心：一种已存在的、通常扩张的导管腺泡结构的肿瘤性上皮增生，从结构和细胞学异型性上来说，不同于高级别前列腺上皮内瘤（high-grade prostatic intraepithelial neoplasia，HGPIN）。表 1-3 根据《消化系统肿瘤 WHO 分类》第5 版的内容列出了 IDC-P 的基本和理想的诊断标准。

表 1-3　　《消化系统肿瘤 WHO 分类》第 5 版 IDC-P 诊断标准

| 基本标准 | 先前存在的导管 - 腺泡系统中的扩张性上皮增殖 |
|---|---|
| | 管腔跨越实心、筛状和（或）筛状形式 |
| | 松散的筛状和微乳头状结构，核增大 |
| | 残留基底细胞 |
| 理想标准 | 免疫组化显示至少部分基底细胞保留 |

　　导管内癌的肿瘤级别和分期通常较高。有强有力的证据表明，IDC-P 与浸润性癌相关，并且是生化复发、无进展生存期及临床复发时远处转移可能性的独立不良预后因素。一些专业组织甚至推荐对导管内癌进行常规的种系基因检测。单独存在的 IDC-P 在前列腺穿刺活检中较为常见，占病例的 0.06% ～ 0.26%，但在这种情况下，浸润性肿瘤通常不是通过穿刺取样发现的，而是通过根治术后的标本被发现的。

　　目前，病理学家在评估 GS 等级时是否应包括 IDC-P 仍存在争议，且病理学家之间的报告做法也各不相同。鉴于泌尿生殖病理学会（GUPS）和国际泌尿病理学会（ISUP）这两个主要的泌尿病理学专业协会对该问题的不同建议，解决该问题的数据量有限，《泌尿和男性生殖系统肿瘤分类》WHO 第 5 版未做明确推荐，而是建议病理学家在病理报告中注明是否将 IDC-P 纳入 GS 评分中，以促进有意义地分析和判断。

　　从病理诊断的角度看，导管内癌容易和 HGPIN 混淆，这一点对病理医生非常重要。如果看到疑似导管内癌，免疫组化后存在基底细胞，此时一定不要误诊为 HGPIN，如果没有特别的把握，可用非典型导管内增生（atypical intraductal proliferation，AIP）进行标注。

　　2. 治疗相关性神经内分泌前列腺癌　　治疗相关性神经内分泌前列腺癌（t-NEPC，病理医生更多称为小细胞癌）因为其独特的临床和生物学上的表现，在此次更新中被列为单独的章节。现在对其定义是：雄激素剥夺治疗后表现出的完全神经内分泌分化或部分神经内分泌分化。一般原发较罕见，转移之后较常见，在 mCRPC 阶段有 10.5% ～ 17% 的患者会出现 t-NEPC。小细胞癌的诊断是否需要免疫组化这个问题对病理医生很重要，他们中很多都认为神经内分泌标志物阳性是诊断小细胞癌必需的证据之一，而《泌尿和男性生殖系统肿瘤分类》WHO 第 5 版则不建议常规使用免疫组化检测突触素和嗜铬粒蛋白 A 这两种标志物，因为大部分前列腺癌都表现出一定程度的神经内分泌分化，尽管这种分化很少。此外，没有足够的证据表明这些神经内分泌标志物具有治疗或改善预后的作用。小细胞癌形态学诊断是以 H&E 染色为基础，能够显示典型的细胞核和细胞质特征。然而，免疫组化是进一步确诊和鉴别诊断的重要工具。结合 H&E 染色和免疫组化结果，可以提高诊断的准确性。神经内分泌肿瘤在大多数情况下显示 p53 蛋白免疫染色，约 50% 显示 TTF1 阳性，而前列腺特异性抗原（PSA）和前列腺酸性磷酸酶（PAP）通常丢失。其预后较差，一项研究显示初始治疗后的中位 OS 为 53.5 个月，另一项对 123 例病例进行汇总分析的研究显示，诊断为 t-NEPC 后的中位生存期仅为 7 个月（图 1-1）。

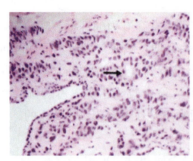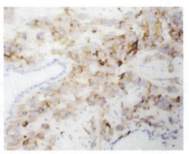

图 1-1　治疗相关性神经内分泌前列腺癌

3. 导管癌（duct carcinoma）和 PIN 样前列腺癌（PIN-like carcinoma）　考虑到导管癌不同于腺泡腺癌的临床表现和转移特点，在《泌尿和男性生殖系统肿瘤分类》WHO 第 5 版中将导管癌作为一个独立的病理类型。总体来说纯粹的导管癌比较少见，多数和腺泡腺癌共存，并且有时导管癌和高级别腺泡腺癌不好区分。如果病理医生要诊断导管癌，要求在根治性前列腺切除术后诊断导管癌的比例超过 50%。另外一个比较重要的建议是关于活检组织中怎么去评判，因为在活检组织中我们并不确定最后切下来的前列腺里到底有多少是导管癌及其所占的比重，这完全取决于活检组织对于整个肿瘤的代表性有多少，如果在活检组织上看到有导管癌，推荐用的诊断词汇是具有导管特征的腺癌（adenocarcinoma with ductal features）。分子研究发现，如果一个患者在导管癌和腺泡腺癌共存的情况下，导管癌和腺泡腺癌往往从分子的角度来说是相关的，说明它们极有可能是同一个来源的肿瘤。但如果我们将导管癌和腺泡腺癌在大面积的人群中进行比较，就会发现在导管癌里面 *ERG* 的基因融合情况比较罕见，而 *CTNBB1* 和 *APC* 基因突变会比较多，另外与 DNA 修复相关的基因突变也比较常见。从临床特点上来看，导管癌相对容易转移到一些对前列腺癌来说并不太常见的转移部位，除肺和肝外，还包括脑、皮肤、阴茎和睾丸。从预后特点上来看，导管癌生化复发的概率相对较高，患者的生存状况相对较差，对激素治疗的反应也相对较差（图 1-2，图 1-3）。

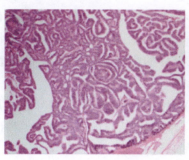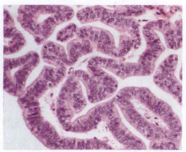

图 1-2 前列腺导管癌

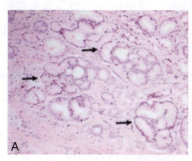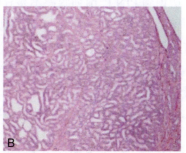

图 1-3 小筛状结构（A）和大筛状结构（B）

本次更新将 PIN 样前列腺癌重新归类为腺泡腺癌的亚型。过去常将 PIN 样前列腺癌归为导管癌，最近的研究发现这可能是个误解。实际上 PIN 样前列腺癌和低级别的腺癌有类似的更好的预后，GS 评分也仅有 6 分。从分子角度来说，PIN 样前列腺癌往往具有 RAF/RAS 通路的变化。

4.腺样囊性癌 基底细胞癌更名为腺样囊性癌（adenoid cystic carcinoma）以反映这些起源于前列腺的肿瘤与起源于唾液腺肿瘤之间在形态学和分子上的相似性。腺样囊性癌的来源可能是前列腺的基底细胞，但是从形态学上来看，更像是唾液腺的癌症。29% ～ 47% 的该类肿瘤存在 *MYB-NFIB* 的基因融合，基本上没有 *TMPRESS2-ERG* 的融合，因此，如果观察到腺样囊性结构，应排除从唾液腺及其他器官转移而来的可能性。一般来说，前列腺并不是一个转移肿瘤容易发生的地方。临床上更常见到的是直接侵犯膀胱或者直肠的肿瘤。

5.筛状生长模式 筛状生长结构一直作为 GS 评分分级中的 4 分来评判，但最近的研究发现，筛状结构与其他评分为 4 分的肿瘤在预后上可能存在差异。有研究报道，具有筛状结构的前列腺癌是生化复发的独立预测因素，无论大筛状腺体还是小筛状腺体都与不良结果相关。一般来说，如果在活检组织中发现筛状结构，前列腺切除后的肿瘤级别和分期往往较高。ISUP 和 GUPS 建议，在病理报告中应单独显示筛状结构，以引起临床医生的重视，但是筛状结构往往也不一样，有的筛状结构很小，有的筛状结构很大，关于大和小之间有没有什么区别，目前看法还不完全一致。从分子和基因组学的特点来看，筛状结构的 *PTEN* 和 *p27* 缺失比较常见，*SPOP* 和 *ATM* 的突变及 *SChLAP1* 的过表达也更常见。

《泌尿和男性生殖系统肿瘤分类》WHO 第 5 版是基于 20 年前出版的第 3 版和 6 年前出版的第 4 版做了一些修改。内容包括对前列腺癌分类和诊断的几项更新，纳入了预后评估的进展及最近的分级修改。

总结其突出的方面包括：

（1）认识到 PIN 样前列腺癌不是导管癌，而更应该归类为腺泡腺癌的亚型。

（2）鉴于雄激素剥夺疗法与小细胞癌的发展密切相关，以及关于该谱系肿瘤的新进展，此次更新专门设置独立章节讨论 t-NEPC。

（3）鉴于在许多情况下存在 *MYB-NFIB* 基因融合，基底细胞癌的术语更改为腺样囊性癌。

（4）针对腺泡腺癌分级中的现存问题和筛状生长模式的预后价值进行探讨。

（5）建议使用描述性术语 [ 非典型性导管内增殖（AIP）] 来描述未达到 IDC-P，超过 HGPIN 非典型性病变。既往筛状模式的 HGPIN 被归为 AIP。

（楼　建　程慧斐　纪建松）

## 参 考 文 献

COFFEY N, SCHIEDA N, CRON G, et al. Multi-parametric(mp) MRI of prostatic ductal adenocarcinoma. Magn Reson Imaging, 2015, 41(6):1639-1645.

JANG WS, SHIN SJ, YOON CY, et al. Prognostic significance of the proportion of ductal component in ductal adenocarcinoma of the prostate. Ural, 2017, 197(4):1048-1053.

KNIPPER S, PREISSER F, MAZZONE E, et al. Contemporary comparison of clinicopathologic characteristics and survival outcomes of prostate ductal carcinoma and acinar adenocarcinoma:A population-based study. Clin Genitourin Cancer, 2019, 17(3):231-237.

MORGAN TM, WELTY CJ, VAKAR-LOPEZ F, et al. Ductal adenocarcinoma of the prostate:Increased mortality risk and decreased serum prostate-specific antigen. J Urol, 2010, 184(6):2303-2307.

PACKIAM VT, PATEL SG, PARISER JJ, et al. Contemporary population-based comparison of localized ductal adenocarcinoma and high-risk acinar adenocarcinoma of the prostate. Urology, 2015, 86(4):777-782.

RANASINGHE W, BROOKS NA, ELSHESHTAWI MA, et al. Patterns of metastases of prostatic ductal adenocarcinoma. Cancer, 2020, 126(16):3667-3673.

RANASINGHE W, SHAPIRO DD, ZHANG M, et al. Optimizing the diagnosis and management of ductal prostate cancer. Nat Rev Urol, 2021, 18(6):337-358.

RUBINOWICZ DM, SOLOWAY MS, LIEF M, et al. Hemospermia and expressed tumor in the urethra:An unusual presentation of ductal carcinoma of the prostate. J Urol, 2000, 163(3):915.

SAMARATUNGA H, DUFFY D, YAXLEY J, et al. Any proportion of ductal adenocarcinoma in radical prostatectomy specimens predicts extraprostatic extension. Hum Pathol, 2010, 41(2):281-285.

SEIPEL AH, DELAHUNT B, SAMARATUNGA H, et al. Ductal adenocarcinoma of the prostate:Histogenesis, biology and clinicopathological features. Pathology, 2016, 48(5):398-405.

SEIPEL AH, WIKLUND F, WIKLUND NP, et al. Histopathological features of ductal adenocarcinoma of the prostate in 1, 051 radical prostatectomy specimens. Virchows Arch, 2013, 462(4):429-436.

VAN DER KWAST T, BUBENDORF L, MAZEROLLES C, et al. Guidelines on processing and reporting of prostate biopsies:The 2013 update of the pathology committee of the European Randomized Study of Screening for Prostate Cancer (ERSPC). Virchows Arch, 2013, 463(3):367-377.

VINCENTE A, BRUYERE F, HAILLOT O, et al. Ductal adenocarcinoma of the prostate:Clinical and biological profiles. Prostate, 2017, 77(12):1242-1250.

WU T, ZHAO J, LIU Z, et al. Does ductal adenocarcinoma of the prostate (DA) have any prognostic impact on patients with de novo metastatic prostate cancer?. Prostate, 2019, 79(14):1673-1682.

ZHU S, CHEN J, NI Y, et al. Dynamic multidisciplinary team discussions can improve the prognosis of metastatic castration-resistant prostate cancer patients. Prostate, 2021, 81(11):721-727.

# 第 2 章

# 局限性前列腺癌的治疗

## 第一节　外科手术治疗

前列腺癌（PCa）作为男性泌尿生殖系统高发肿瘤，其全球疾病负担呈现显著的地域差异。根据最新的全球癌症监测数据（GLOBOCAN），该病在男性恶性肿瘤中发病率高居第二。值得注意的是，发达国家与发展中国家的发病率差距显著，北欧、北美、澳大利亚等地区发病率可超 80/10 万，而亚洲、北非等地则普遍低于 20/10 万。在北美，前列腺癌不仅是发病率首位，其相关死亡率也位居男性肿瘤第二。2025 年美国癌症统计数据显示，新发病例数仍居高位，死亡病例数紧随肺癌之后。

尽管亚洲地区，传统上被视为前列腺癌低发区，但近 20 年来的增长势头迅猛，增速甚至超越欧美发达国家。中国国家癌症中心发布的 2022 年全国肿瘤登记数据显示，前列腺癌已成为男性泌尿生殖系统肿瘤中发病率最高的癌种，且其发病率和死亡率的年均增长率持续处于高位。结合尸检研究和国际机构预测模型，中国前列腺癌的实际疾病负担可能被低估，其快速上升趋势已成为公共卫生领域的重要关注点。前列腺癌发病风险与年龄呈强正相关，确诊中位年龄约为 72 岁。随着我国农村地区医疗水平的持续改善及 PSA 筛查的广泛开展，农村地区的前列腺癌增长率快于城市地区，导致发病率的城乡差异有逐渐缩小的趋势。器官局限性及局部进展性前列腺癌的治疗与随访需综合考虑肿瘤生物学行为（基于 PSA 筛查、前列腺癌格利森评分系统、临床分期进行的风险分层）、患者预期寿命及整体健康状况。选择策略参考《中国泌尿外科和男科疾病诊断治疗指南（2022 版）》，见图 2-1 ～图 2-4。

根治性前列腺切除术（RP）是器官局限性和部分局部进展性患者的最有效的方法之一。手术需完整地去除前列腺及精囊，在不影响肿瘤切除的情况下，尽量保护患者的尿控和勃起功能。

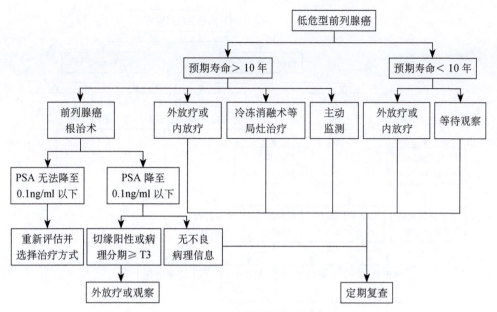

图 2-1　低危型前列腺癌的治疗策略

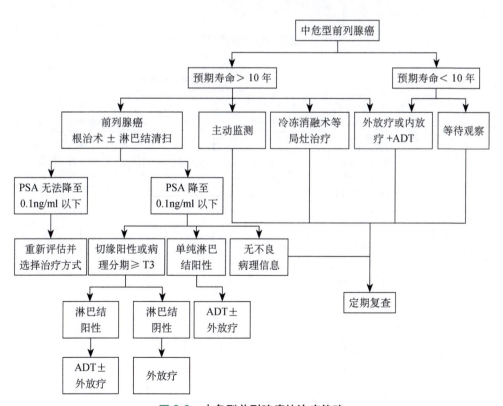

图 2-2　中危型前列腺癌的治疗策略

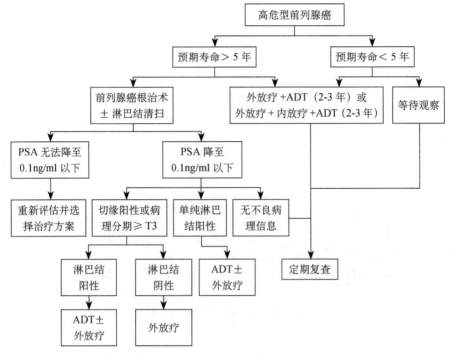

图 2-3　高危型前列腺癌的治疗策略

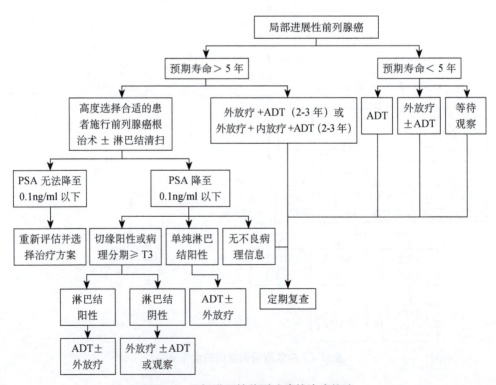

图 2-4　局部进展性前列腺癌的治疗策略

1. 手术适应证 RP 的适用性需严格评估以下因素，包括肿瘤危险程度、预期寿命、总体健康状况等。

（1）肿瘤的危险程度分层见表 2-1。

表 2-1　前列腺癌预后风险分组

| 低危 | 中危 | 高危 | |
|---|---|---|---|
| PSA ＜ 10ng/ml | PSA 10 ～ 20ng/ml | PSA ＞ 20ng/ml | 任何 PSA |
| GS ＜ 7（ISUP 1 级） | 或 GS7（ISUP 2/3 级） | 或 GS ＞ 7（ISUP 4/5 级） | 任何 GS（任何 ISUP 分级） |
| cT1 ～ 2a | 或 cT2b | 或 cT2c | cT3 ～ 4 或 cN+ |
| 局限性 | | 局部进展性 | |

1）低危和中危患者，RP 是公认的标准治疗，研究证实其能有效降低肿瘤特异性死亡和远处转移风险。在包膜外侵犯风险较低时，可考虑术中保留神经血管束（NVB）以改善功能预后。

2）局限性高危患者，RP 同样是推荐方案。鉴于此类患者淋巴结转移风险显著增高（可达 15% ～ 40%），通常建议同期行扩大盆腔淋巴结清扫术（ePLND）。

3）局部进展性（cT3b ～ 4 期）患者，RP 作为多学科综合治疗的一部分，在选择性病例中获得良好的生存获益（如回顾性研究提示 cT3b ～ 4 期患者术后 15 年肿瘤特异性生存率约 87%）。然而，此类手术并发症风险较高，治疗决策需进行充分的医患沟通。

（2）预期寿命：RP 虽无绝对的年龄限制，但一般建议：接受 RP 的局限性低中危患者预期寿命应超过 10 年；高危或局部进展性患者预期寿命应至少 5 年。

（3）健康状况：高龄患者多见，术前需全面评估手术耐受性。

（4）手术时机：最佳时机尚无定论。通常建议在穿刺活检后尽早或等待数周（待炎症消退），良性前列腺增生术后检出的前列腺癌需等待 12 周再行 RP。

2. 手术禁忌证

（1）存在显著增加手术或麻醉风险的严重合并症（如严重心脑血管疾病、呼吸功能障碍、凝血异常）。

（2）存在广泛远处转移（如多发骨转移、内脏转移）。

3. 扩大盆腔淋巴结清扫术（ePLND）在 RP 中的实施（图 2-5）

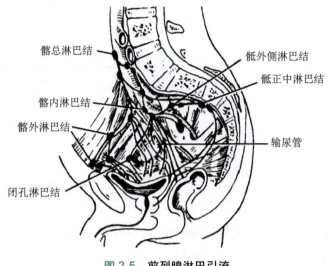

髂总淋巴结

骶外侧淋巴结

骶正中淋巴结

髂内淋巴结

髂外淋巴结

输尿管

闭孔淋巴结

图 2-5　前列腺淋巴引流

（1）ePLND 的意义与范围：相较于局限性闭孔淋巴结取样，ePLND 范围更广（涵盖髂外、髂内血管旁及闭孔区域淋巴结，相当于膀胱癌根治术中"标准淋巴结清扫"），旨在提高病理分期的准确性并清除微转移灶，对指导后续治疗至关重要，尽管其对生存的确切影响仍存争议。

（2）ePLND 的适应证：低危患者通常无需 ePLND。基于风险预测模型（如 Briganti 列线图），淋巴结转移风险 >5% 的中危或高危患者推荐行 ePLND。术中快速冰冻病理检查淋巴结阳性并非终止手术的指征。

4. 手术入路与方式选择

（1）手术入路

1）经腹膜外途径：操作简便，对腹腔干扰小，广泛用于局限性低中危癌，但 ePLND 操作空间受限。

2）经腹腔途径：提供更宽阔视野和操作空间，更适合需扩大盆腔淋巴结清扫（ePLND）甚至超扩大盆腔淋巴结清扫的病例。

3）经膀胱等途径：应用较少，主要受限于无法同时进行有效淋巴结清扫。

（2）手术方式：

1）开放根治性前列腺切除术（ORP）是传统术式，学习曲线较长。

2）腹腔镜（LRP）及机器人辅助腹腔镜根治性前列腺切除术（RARP），目前主流微创术式，具有创伤小、学习曲线相对短等优势。研究证实 LRP/RARP 与 ORP 在肿瘤学和功能性预后方面相当。术式选择应基于医生经验、设备条件、患者因素综合考量。

　　前入路是 LRP/RARP 的常用入路，可经腹腔或腹膜外进行。WAGASKAR 等提出保留 Retzius 间隙及筋膜组织的前入路 RARP，患者术后尿控和勃起功能恢复率有了极大的提高。国内外众多学者先后开展了改良前入路保留 Retzius 间隙筋膜内 RP，证明了 WAGASKAR 的结论。改良后的前入路 RARP 克服了传统前入路手术最大的缺点，即打开 Retzius 间隙，最大程度地保留了患者的尿控和勃起功能，成为目前最常用的手术方式之一（图 2-6）。后入路 RARP（Bocciardi 方法）可改善早期尿控恢复，但可能增加切缘阳性风险。其在高危前列腺癌中的应用证据尚不充分。前部肿瘤、TURP 术后、大体积或中叶突出者应谨慎选择后入路。

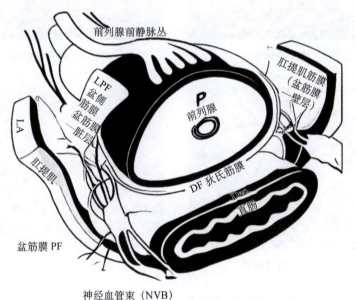

图 2-6　前列腺周围结构局部解剖

　　RARP 以其精准操作、清晰视野、低出血量、短住院时间及较短学习曲线等优势被广泛应用。其目标不仅在于肿瘤控制，更强调实现"五连胜"（pentafecta）：无严重并发症、切缘阴性、长期肿瘤控制、良好尿控及勃起功能保留。技术融合（如 5G 远程手术、AI 辅助）正推动 RARP 向个体化、精准化发展。国产机器人的快速发展降低了 RARP 的门槛，逐步在临床推广。

　　LRP/RARP 标准步骤要点：

　　①建立操作空间（如 Retzius 间隙）（图 2-7）。

　　②处理盆筋膜及背深静脉复合体（DVC，熟练者可不缝扎）（图 2-8）。

③寻找并离断膀胱颈（图 2-9）。

④打开膀胱前列腺肌（图 2-10）。

⑤处理输精管与精囊（图 2-11）。

⑥分离迪氏筋膜（Denonvillier's fascia）（图 2-12）。

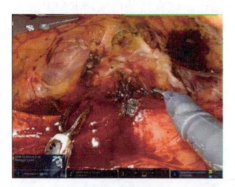

图 2-7　建立操作空间

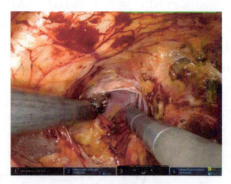

图 2-8　打开盆筋膜

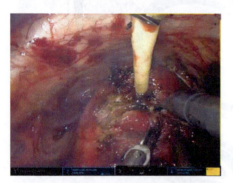

图 2-9　离断膀胱颈

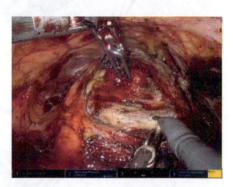

图 2-10　打开膀胱前列腺肌

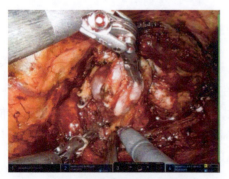

图 2-11　处理输精管和精囊

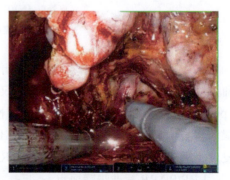

图 2-12　分离迪氏筋膜（Denonvillier's fascia）

⑦处理侧韧带（保护 NVB）（图 2-13）。

⑧处理前列腺尖部（保留足够长的功能性尿道）（图 2-14）。

⑨尿道后重建（图 2-15）。

⑩尿道膀胱吻合（图 2-16）。

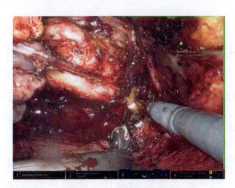

图 2-13　处理侧韧带

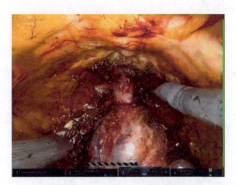

图 2-14　处理前列腺尖部

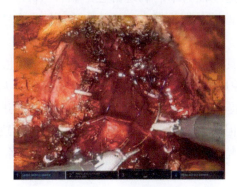

图 2-15　尿道后重建

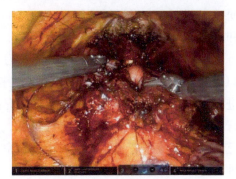

图 2-16　尿道膀胱吻合

3）保留 NVB 的策略：旨在改善术后功能预后（尿控、性功能）。低、中、危患者可尝试双侧保留。包膜外侵犯是相对禁忌，术中冰冻或术前 mpMRI 有助于决策单侧保留，若怀疑肿瘤残留，应放弃 NVB 保留。术前性功能状态及年龄是影响术后性功能恢复的重要因素。

4）前列腺前脂肪垫（PAFP）处理：鉴于 PAFP 内存在淋巴组织且偶有转移报告（中、高危患者约 1.3%），建议 RP 术中常规切除 PAFP 并送病理检查。

5. 围手术期管理

（1）术前准备：充分的患者教育及盆底肌训练有助于术后恢复常规应用预防性抗生素。

（2）手术并发症：总体围术期死亡率低（0 ～ 2.1%）。并发症包括出血、脏器损伤（如直肠损伤）、血栓栓塞等。并发症主要为尿失禁、勃起功能障碍、吻合口狭窄等。精细操作、保护功能结构是降低并发症的关键。ePLND 较单纯 RP 并发症的发生率高（约 20%），如淋巴漏、淋巴囊肿、血管损伤等，与清扫范围相关。

### 6. RP 的新辅助与辅助治疗

（1）新辅助治疗：主要指新辅助内分泌治疗（NHT），可降低术后阳性切缘率、病理分期及淋巴结阳性率。疗程通常为 3 ～ 6 个月。虽然研究未能证实可改善生存结局，但新型内分泌药物（如阿帕他胺等）联合应用后可降低生化复发的风险、改善无转移生存期。新辅助化疗联合内分泌（NCHT）在高危前列腺癌中的探索可降低术后生化复发（BCR）的风险，但长期生存获益需进一步验证。

（2）辅助治疗：指 RP 术后针对高危病理特征（如切缘阳性、pT3 ～ 4、pN+）的补充治疗（内分泌 ADT 和 / 或放疗），可清除残留病灶，改善长期生存。

1）辅助内分泌治疗（AADT）：强适应证为术后病理淋巴结阳性（pN+）。研究表明，pN+ 患者早期接受 AADT 可改善长期生存（包括肿瘤特异性生存率和总生存率），即刻治疗优于延迟治疗。

2）辅助放疗（ART）：适应证为具有不良病理特征者（如切缘阳性、pT3 ～ 4）。多项高质量 RCT 证实，在控尿恢复后尽早接受 ART 可显著提高无进展生存率和总生存率。虽然近年研究提示早期挽救性放疗（在 PSA 升高时进行）可达到同等肿瘤控制且毒性更低，但考虑到证据的成熟度和分层数据的缺乏，目前主流推荐仍是对具有上述高危特征的患者进行 ART。对于 pN+ 患者，推荐 AADT，必要时联合放疗。

### 7. 术后随访

RP 术后系统随访旨在评估疗效、监测复发、优化患者管理。策略应个体化，依据初始风险、病理结果及是否接受辅助治疗。

（1）PSA 监测：理想状态下，RP 后 6 ～ 8 周 PSA 应降至无法检测水平（通常以 < 0.1ng/ml 或 < 0.2ng/ml 为阈值）。若术后 PSA 未能降至该水平，需评估原因（残留病灶、转移或良性组织残留）。推荐监测方案：术后 3 个月可每月检测 PSA；若 PSA < 0.1ng/ml，随后 1 年内每 3 个月检测一次；如无复发迹象，1 年后可延长至每 6 个月检测一次。

（2）体格检查：直肠指检（DRE）应每年进行一次。若术后 PSA 维持在可检测水平（≥ 0.2ng/ml），DRE 频率需结合 PSA 趋势调整。

（3）功能与生活质量评估：随访应包括对尿控功能、性功能及生活质量的评估。

## 第二节　放射治疗

随着医学的进步和发展，前列腺癌的诊断和治疗有了很大的变化，在给患者带来获益的同时，也出现新的问题——治疗选择的复杂性。在众多治疗手段中，放射治疗因其独特的治疗机制和显著的疗效成为前列腺癌治疗的重要组成部分。放射治疗的历史可以追溯到 20 世纪初，随着放射技术的进步和对放射物理学的深入理解，放射治疗的方式也有了多样化的发展。每种治疗方式都有其独特的适应证、不同的治疗效果和潜在不良反应，使得肿瘤放射治疗学成为一门复杂而精细的学科。

在过去的几十年里，三维适形放射治疗（three-dimensional conformal radiation therapy，3DCRT）、调强适形放射治疗（intensity-modulated radiation therapy，IMRT）、图像引导放射治疗（image-guided radiotherapy，IGRT）、容积弧形调强放射治疗（volumetric intensity modulated arc therapy，VMAT）、螺旋断层放射治疗（tomotherapy，TOMO）、硼中子俘获治疗（boron neutron capture therapy，BNCT）和质子重离子放射治疗等先进技术的应用，使前列腺癌的放疗疗效得到了极大提高。本节将深入探讨前列腺癌放射治疗的发展史、放射治疗的基本原理、不同放射治疗方法的应用及这些治疗方法的最新进展。通过全面了解放射治疗在前列腺癌治疗中的应用，医疗专业人员能够为患者提供更为精准和个性化的治疗方案。

### 一、前列腺癌放射治疗发展历程

前列腺癌放射治疗的发展历史可以追溯到 20 世纪初，经历了从早期探索到现代精准治疗的漫长过程。1904 年，Armand Imbert 首次尝试用射线治疗前列腺癌，这标志着放射治疗在前列腺癌治疗中的应用开端。1911 年，MacLeod 报道采用特制导管治疗前列腺癌，为后续的近距离放射治疗开拓了治疗思路。1915 年，纽约纪念医院的 Barringer 用镭针插入前列腺进行治疗，这是早期近距离放射治疗的具体实践。尽管当时的设备和技术相对简陋，但这些早期的实践为放射治疗在前列腺癌领域的应用积累了宝贵的经验。进入 20 世纪中期，放射治疗技术迎来了重要发展。1952 年，美国爱荷华大学的 Rubin Flocks 在开放前列腺手术时，向前列腺内注入胶体金，并报告了首批 20 例患者的治疗效果。他不断扩大适应证范围，最终对 335 例患者进行了治疗，并进行了长达 5 年的随访，结果显示局部复发率仅为 4.4%，远低于其他治疗方法的 21% ～ 28%，这表明早期的近距离放射治疗在控制局部复发方面具有一定的疗效。1970 年，Whitmore

WF 引入碘 -125 短距治疗前列腺癌，虽然他并非这种疗法的首创者，但他对治疗过程进行了细致的观察并发表了大量的病例报道，因此被誉为泌尿肿瘤之父，他的工作极大地推动了近距离放射治疗在前列腺癌治疗中的应用和发展。

随着科学技术的不断发展，放射治疗在前列腺癌治疗中的应用越来越广泛。20 世纪 90 年代，调强适形放射治疗（IMRT）和图像引导放射治疗（IGRT）等先进放射治疗技术的出现，使得前列腺癌的放射治疗变得更加精准和有效。调强适形放射治疗可以产生高度适合靶区形状的剂量分布，达到剂量雕刻的效果。图像引导放射治疗则在每次放疗前和放疗期间进行图像匹配，纠正误差，确保治疗的精准性。进入 21 世纪后，质子治疗和立体定向放射治疗（SRT）等新型放射治疗技术开始应用于前列腺癌治疗。质子治疗具有高精度和低副作用的优点，能够更好地保护周围正常组织。SRT 通过短疗程、少分割、大剂量照射技术，显示出良好的治疗效果和较低的晚期不良反应。此外，近距离放射治疗技术也在不断进步，现代近距离放射治疗在影像技术、三维放射性治疗计划系统、术中计划和术后剂量验证等方面取得了显著进展。

尽管放射治疗在前列腺癌治疗中取得了显著的成效，但仍存在一些挑战和局限性。总的来说，前列腺癌放射治疗学的发展历史是一个不断探索和创新的过程。从早期的简单尝试到现代的精准治疗，放射治疗技术的进步为前列腺癌患者提供了更多的治疗选择和更好的预后。未来，随着科学技术的发展，放射治疗在前列腺癌治疗中的应用前景将更加广阔。

## 二、肿瘤放射物理学基础

肿瘤放射物理学专注于深入探究放射治疗过程中各种物理现象及其内在规律，细致剖析了放射线的产生、传播、与物质相互作用等关键环节，揭示了射线能量在肿瘤组织中的沉积机制、剂量分布特性及对正常组织的影响规律。在前列腺癌放射治疗中，肿瘤放射物理学的应用贯穿于治疗计划的制订、剂量计算、治疗实施及质量控制等各个环节，确保治疗的精准性和有效性。掌握肿瘤放射物理学的基本概念对于深入理解放射治疗在前列腺癌治疗中的作用至关重要。

### （一）基础物理学概念

1. 波和粒子　在放射物理学中，波和粒子是两种基本的存在形式。电磁波，如 X 射线和 γ 射线，具有波长、频率和能量等属性，其能量与波长成反比，与频率成正比。粒子则包括电子、质子、中子等，其具有不同的质量和电荷等。波粒二象性是微观粒子的基本属性，表明在不同条件下，粒子可以表现出波动性或粒子性。

2. 原子结构　原子是物质的基本单位，由原子核和电子组成。原子核位于原子中心，由质子和中子构成，带有正电荷；电子则绕核运动，带有负电荷。放射线与原子相互作用时，会引发电离和激发等现象。电离是指电子从原子中脱离，形成带电的离子对；激发则是电子获得能量后跃迁到更高的能级。这些过程是放射治疗中能量传递和损伤细胞的基础。

**（二）核结构与衰变**

1. **核结构**　原子核由质子和中子组成，其稳定性取决于核子之间的相互作用力。结合能是衡量原子核稳定性的关键指标，是将核子结合成原子核时释放的能量。

2. **核衰变**　核素的放射性衰变伴随着能量的释放，这些能量以 $\alpha$、$\beta$、$\gamma$ 射线等形式表现。$\alpha$ 衰变是重核释放 $\alpha$ 粒子（即氦 -4 原子核）的过程；$\beta^-$ 衰变是中子转变为质子的过程，伴随电子（即 $\beta$ 粒子）和反电中微子的发射；$\beta^+$ 衰变则是质子转变为中子，发射正电子和电中微子；$\gamma$ 衰变是处于激发态的原子核从高能级向低能级跃迁发出高能光子 $\gamma$ 射线的过程。

**（三）射线与物质的相互作用**

1. **粒子与物质的相互作用**　对于带电粒子如质子和电子，其主要通过电离和激发与物质相互作用。质子等重带电粒子在穿透物质时，会与原子核发生多次弹性碰撞，导致能量逐渐损失，这一过程称为"核阻止"，同时也会与核外电子发生非弹性碰撞，产生辐射损失，如轫致辐射。电子在与物质相互作用时，除了电离和激发外，还会经历辐射能量损失，尤其是在高速运动时，会产生大量的轫致辐射。

2. **光子与物质的相互作用**　主要表现为光电效应、康普顿散射和电子对效应。光电效应是光子将全部能量转移给原子中的束缚电子，使其从原子中发射出来的过程，这一过程在低能光子与高原子序数物质相互作用时较为显著。康普顿散射是入射光子与核外电子发生非弹性碰撞，光子的一部分能量转移给电子，使其反冲出来，而光子的运动方向和能量都发生了变化。电子对效应发生在高能光子与原子核的库仑场作用下，光子转化为正负电子对。这些相互作用过程不仅决定了射线在物质中的穿透能力和能量沉积特性，还对放射治疗的剂量分布和治疗效果产生重要影响。例如，在前列腺癌放射治疗中，了解光子束在前列腺组织及周围正常组织中的相互作用规律，有助于优化治疗计划，提高肿瘤靶区的剂量覆盖，同时降低对膀胱、直肠等邻近器官的损伤。

**（四）放射治疗设备**

1. **X 射线管**　X 射线管通过加热灯丝产生电子，电子在电场作用下加速并撞击阳极靶，产生 X 射线。X 射线的产生效率、能量和强度受灯丝温度、加速电压和靶材料等因素影响。直线加速器则是利用微波电场加速电子或离子，产生高能射线。其基本结构包括加速管、波导、磁控管等部件，通过精确控制电场和磁场，实现粒子的加速和聚焦。

2. 医用直线加速器 现代放射治疗中常用的设备，能够产生高能光子束和电子束。其工作原理是利用微波电场加速电子，电子在加速过程中获得高能量，然后通过靶材转换产生 X 射线。医用直线加速器具有能量可调、剂量率高、照射野大等特点，能够满足不同治疗需求。此外，现代医用直线加速器还配备了影像引导系统，能够在治疗前和治疗过程中实时获取患者的影像信息，提高治疗的精准性。

### （五）基本剂量学概念及外照射射野剂量学

1. 基本剂量学概念 剂量计算是放射治疗中的关键环节，需要根据患者肿瘤的三维形状和周围正常组织的情况，精确计算治疗剂量。常用的概念包括照射量、吸收剂量、比释动能、当量剂量、照射量率、吸收剂量率、辐射平衡等。照射量是描述 X 射线或 γ 射线在空气中产生电离程度的物理量，单位是 C/kg（库仑每千克），即单位质量空气中产生的正负离子对的总电荷量。吸收剂量是指单位质量物质接收电离辐射的平均能量，单位为戈瑞（Gy），即每千克物质吸收 1 焦耳能量。比释动能是针对不带电粒子（如光子）定义的，表示不带电粒子在单位质量的材料中释放的全部带电粒子的初始动能之和，单位是 J/kg（焦耳每千克）。比释动能反映了射线与物质相互作用的特性，是剂量学中连接照射量和吸收剂量的重要桥梁。当量剂量是一个考虑了辐射类型和能量对生物组织影响差异的量，单位是 Sv（希沃特），将吸收剂量乘以一个权重因子，反映了辐射对人体的潜在危害程度。照射量率是指单位时间内的照射量，单位是 C/（kg·s）（库仑每千克每秒）。反映了辐射场的强度随时间的变化情况，是评估辐射场稳定性和进行剂量测量的重要参数。吸收剂量率是指单位时间内的吸收剂量，单位是 Gy/s（戈瑞每秒），表示在某一时刻，单位质量的物质吸收电离辐射能量的速率，对于评估治疗过程中的剂量变化和制订治疗计划具有重要意义。辐射平衡是指在某一区域或体积内，进入和离开该区域的电离辐射能量相等的状态。在辐射平衡状态下，该区域的吸收剂量相对稳定，简化了剂量计算。

2. 外照射射野剂量学 外照射射野剂量学是研究体外辐射源对人体照射野内剂量分布的科学，在前列腺癌放射治疗中具有重要意义。常用的概念有辐射质、射线束与射线束中心轴、照射野、百分深度剂量、建成区等。辐射质由射线能谱所决定，表示射线穿透物质的能力。辐射质的不同决定了射线在组织中的穿透深度和能量沉积特性。射线束是由射线源出发，沿着电离辐射粒子传输方向的横截面包括的空间范围。射线束中心轴是射线束的对称轴，与准直器的旋转中心同轴。百分深度剂量是指在模体内照射野中心轴上某一深度 $d$ 处的吸

收剂量 $D_d$ 与参考点深度的吸收剂量 $D_{d0}$ 的比值。百分深度剂量曲线能够反映射线束在不同深度处的能量沉积情况,对于确定治疗剂量和优化射野设计至关重要。建成区是百分深度剂量曲线的最大剂量深度之前的区域。在建成区内,射线束的能量逐渐积累,达到最大剂量。建成区的大小取决于射线束的类型和能量,能量越低,建成区越接近表面;能量越高,建成效应越显著。射野离轴比(OAR)表示射野中任意一点处的吸收剂量 $D$ 与同一深度处射野中心轴上的吸收剂量 $D_0$ 之比。这一参数用于描述射野内非中心轴上的剂量分布,对于评估射野边缘剂量分布和优化射野形状具有重要作用。半影区是指在射野边缘附近剂量随离轴距离而增加急剧减小的区域。半影宽度通常用 80% 和 20% 的等剂量线间的距离表示,由几何半影、散射半影及穿透半影决定。半影区的特性对于控制射野边缘剂量分布和保护邻近正常组织具有重要意义。组织空气比(TAR)、组织模体比(TPR)和组织最大剂量比(TMR)这些参数用于更准确地计算和评估射野内的剂量分布。TAR 表示模体内任意一点的吸收剂量率 $D_t$ 与同一空间位置空气中一小体积组织中的吸收剂量率 $D_{t0}$ 之比;TPR 表示模体内任意一点的吸收剂量率 $D_t$ 与空间同一点模体中参考深度处的吸收剂量率 $D_{ref}$ 之比;TMR 则是模体内任意一点的吸收剂量率 $D_t$ 与射野中心轴上最大剂量点处的吸收剂量率 $D_{dmax}$ 之比。这些参数有助于在复杂的剂量场中进行精确的剂量计算和优化。

### (六)治疗计划设计

治疗计划设计是根据患者的病情和治疗目标,制订最佳的照射方案。现代治疗计划系统能够结合患者的CT或MRI影像,建立肿瘤和正常组织的三维模型,然后根据治疗剂量要求,优化射线束的方向、能量和强度分布。

### (七)质量保证与安全

1. 质量保证　确保放射治疗质量和安全的重要环节。它包括建立完善的治疗流程、定期的质量检查和设备校准等。通过对治疗计划、剂量计算、设备性能等方面的严格控制,确保治疗的精准性和一致性。此外,质量保证还涉及对治疗效果的评估和反馈,不断优化治疗方案,提高治疗效果。

2. 辐射防护　保护患者、医护人员和环境免受辐射危害的重要措施。对于患者,需要根据治疗计划和患者的具体情况,采取适当的防护措施,如使用防护铅衣、控制照射范围等,以减少不必要的辐射剂量。对于医护人员,需要遵循辐射防护原则,如距离防护、时间防护和屏蔽防护等,以降低职业暴露风险。此外,还需要对放射治疗设备和场所进行严格的辐射防护管理,确保环境的安全。

肿瘤放射物理学基础涵盖了放射治疗中涉及的物理原理、设备、剂量学、治疗计划及质量保证等多个方面，为前列腺癌放射治疗的临床实践提供了坚实的理论基础和技术支持。通过深入理解和掌握这些基础概念，能够更好地指导临床治疗，提高治疗效果，保障患者的安全。

### 三、肿瘤放射生物学基础

放射生物学在肿瘤放疗领域发挥着至关重要的作用，它深入研究电离辐射与肿瘤细胞的相互作用及其引发的生物学效应，为放射治疗提供了坚实的理论基础和实践指导。电离辐射能够直接作用于肿瘤细胞的 DNA 分子，或间接通过产生自由基等活性物质，导致 DNA 损伤，进而引发肿瘤细胞的凋亡或细胞周期阻滞。放射生物学揭示了肿瘤细胞对电离辐射的响应过程，包括 DNA 损伤反应（DDR）的启动和修复机制，以及正常组织在放疗过程中的损伤及其防护机制。此外，它还为分次放射治疗的实施提供了理论依据，通过研究肿瘤细胞的再氧合、细胞周期再分布、正常组织修复和肿瘤细胞增殖等生物学过程，指导放疗方案的优化，提高治疗效果，减少正常组织损伤。因此，在探究放射治疗的基础上，了解放射生物学的理论原理是必不可少的。

#### （一）电离辐射生物效应的理化基础

电离辐射与非电离辐射是辐射的两大类别。非电离辐射，如紫外线、微波和无线电波等，能量较低，不足以使原子或分子电离；而电离辐射，包括 X 射线、$\gamma$ 射线、$\alpha$ 粒子和 $\beta$ 粒子等，能量较高，能将电子从原子或分子中移除，产生带电粒子。电离辐射的生物效应主要源于其与生物体的直接作用和间接作用。直接作用指电离辐射直接与生物大分子（如 DNA、蛋白质）相互作用，造成分子结构破坏；间接作用则是电离辐射与水分子相互作用，产生自由基等活性物质，这些活性物质再与生物大分子发生反应，引发损伤。电离辐射的生物效应受多种因素影响，包括辐射类型（不同类型的电离辐射具有不同的穿透力和能量沉积特性）、辐射剂量（剂量越大，生物效应越显著）、辐射剂量率（剂量率越高，生物体修复损伤的能力越难以跟上损伤产生的速度）、辐射能量（能量越高，对生物体的损伤潜力越大）及生物体的辐射敏感性（不同生物体或生物体的不同组织对辐射的敏感性不同）。

#### （二）电离辐射在分子与细胞水平的效应

在分子水平上，电离辐射对生物体的影响主要通过 DNA 的辐射生物效应体现。DNA 是电离辐射作用的主要靶分子，辐射可导致 DNA 链断裂、碱基损伤、DNA 交联等损伤。其中，DNA 双链断裂（DSB）是最严重的损伤类型，可能导致细胞死亡或基因突变。细胞存活的剂量效应曲线描述了辐射剂量与细胞存活率之间的关系，通常呈指数下降趋势，表明随着辐射剂量的增加，细胞存活率逐渐降低。细胞放射损伤及其修复是电离辐射在细胞水平上的重要效应。细胞内存在多种 DNA 修复机制，如碱基切除修复、核苷酸切除修复、错配修复、同源重组修复和非同源末端连接等，这些机制在一定程度上能够修复辐射引起的 DNA 损伤，维持细胞的正常功能。然而，当 DNA 损伤过于严重或修复失败时，可能导致细胞凋亡或细胞周期阻滞。

### （三）正常组织的放射损伤

**1. 组织放射反应的分类** 正常组织的放射反应主要分为早反应组织和晚反应组织。早反应组织，也称为快更新组织，具有较高的分裂和增殖能力，对射线的早期反应较为强烈。这类组织的 α/β 比值较大（约 10Gy），在放疗开始后 1～2 天干细胞即开始增殖，通常在照射后 2～3 周开始再生，如黏膜、小肠绒毛细胞、皮肤、骨髓和精原细胞等。晚反应组织，又称慢更新组织，是一些已经分化的缓慢更新器官，缺乏再增殖能力。损伤后主要依靠修复来代偿其正常功能，常伴随纤维细胞和其他结缔组织的过度生长，形成广泛的纤维化。此外，内皮细胞的损伤会导致血供减少及器官特定功能的缓慢丧失。

**2. 放射损伤的类型** 放射损伤根据发生的时间和性质，可分为急性放射损伤、亚急性放射损伤和迟发性放射损伤。急性放射损伤通常发生在人体一次或短时间内分次受到大剂量电离辐射照射后，表现为全身性损伤，其病程可分为初期、假愈期、极期和恢复期四个阶段。亚急性放射损伤介于急性与迟发性之间，而迟发性放射损伤则在放疗结束后较长时间才显现，通常具有较长的潜伏期，且往往不可逆，严重影响患者的生活质量。

**3. 重要器官的放射损伤** 在放射治疗中，一些重要器官容易受到放射损伤，其损伤类型和表现各有不同。例如，肺部的放射损伤可能导致放射性肺炎或肺纤维化，表现为干咳、呼吸困难等症状；心脏的放射损伤可能引起心肌炎、心包炎或心律失常等，严重时可导致心功能不全；肝脏的放射损伤可引发放射性肝炎或肝纤维化，表现为肝区疼痛、黄疸等；肾脏的放射损伤可能导致肾功能不全，出现蛋白尿、血尿等症状；脑部的放射损伤则可能引起放射性脑病，表现为头痛、癫痫发作等神经症状。这些重要器官的放射损伤不仅影响患者的生理功能，还可能对患者的生存质量和预后产生重大影响。

### （四）分次放射治疗的生物学基础

分次放射治疗是将总治疗剂量分成多次小剂量进行照射的一种治疗方式，其生物学基础主要包括以下几点。①肿瘤细胞的再氧合：肿瘤组织内部往往存在乏氧区域，乏氧细胞对辐射不敏感。分次照射可以使肿瘤组织内的血管结构得到一定程度的修复，增加氧气供应，使乏氧细胞重新获得氧气，从而提高其对辐射的敏感性。②细胞周期的再分布：不同细胞周期阶段的细胞对辐射的敏感性不同。分次照射可以使肿瘤细胞在细胞周期中重新分布，增加处于敏感期（如 M 期和 G2 期）的细胞比例，提高整体的治疗效果。③正常组织的修复：正常组织具有较强的辐射损伤修复能力。分次照射允许正常组织在每次照射后的间歇期进行修复，从而减轻累积的放射损伤，保护正常组织的功能。④肿瘤细胞的增殖：在分次照射的间歇期，肿瘤细胞会继续增殖。新生的肿瘤细胞对辐射较为敏感，可以被后续的照射有效杀灭。

　　分次放射治疗的生物学基础为放射治疗的临床实践提供了重要的理论依据，使得放射治疗能够在有效杀灭肿瘤细胞的同时，最大限度地保护正常组织，提高患者的治疗效果和生活质量。

### 四、放疗是治疗局限性前列腺癌的有效手段

　　放射治疗是前列腺癌的重要治疗手段之一，它具有疗效好、适应证广、并发症少等优点，适合各期前列腺癌患者，尤其可作为局限性前列腺癌患者根治性治疗的有效手段之一。对于局限早期（T1 ～ T2 期）前列腺癌，放疗疗效可以与手术相媲美。既往一些回顾性研究比较了 T1 ～ T2 期前列腺癌患者接受手术或放疗的疗效，普遍认为两种方法的效果相似。这些结论支持了一些肿瘤学专家的看法，即在局限期前列腺癌治疗中，根治性手术与盆腔外部放射治疗具有相同的疗效。然而，这些研究的时间相对较早，当时的手术和放疗技术均不如现今，且由于是回顾性研究，两组之间的病例选取可能存在较大差异，有些研究未能包含 PSA 检测，因此其结果存在一定局限性。近来美国的一项回顾性研究显示，在相同风险水平的局限期前列腺癌患者中，中低危患者通过放疗与接受根治性手术后可能需挽救性放疗的患者具有相似的长期无生化失败生存率；而在局限性高危患者中，放疗的疗效优于根治性手术。尽管如此，放疗和手术在无远处转移生存率和肿瘤相关生存率上并没有显著的差异。随着对早期前列腺癌发展风险的深入研究，积极监测已成为一种可行的治疗策略。据 2013 年美国的统计数据显示，在参与多学科讨论的局限早期前列腺癌患者中，43.1% 选择了积极监测，43.1% 选择了根治性手术，13.8% 选择了放射治疗；如果考虑到患者的偏好，有 41.1% 的患者愿意选择放射治疗。对于无法通过手术治疗的局部晚期前列腺癌患者，放疗结合激素治疗成为有效的治疗选择，这种综合治疗方法显著提升了局部晚期前列腺癌的局部控制率和生存率。

### 五、放射治疗技术

#### （一）放射治疗原则

　　当患者被诊断为局限性前列腺癌后，应根据患者临床分期、PSA 水平、

Gleason 评分、前列腺癌穿刺阳性针数和 PSA 密度来对前列腺癌进行风险分层，以评估癌灶的侵袭性。具体可将局限性前列腺癌分为极低危、低危、中危、高危、极高危和区域淋巴结转移组，各组的治疗原则各不相同，预后也不同。具体各危险分组治疗原则见表 2-2。

局限期前列腺癌外照射技术原则建议：①建议应用三维适形放射治疗或调强适形放射治疗；②建议使用影像引导放疗提高放疗准确性；③单次剂量 1.8 ～ 2Gy，总量不低于 76Gy；④建议仰卧位，体模固定，排空直肠充盈膀胱放疗。

表 2-2　局限性前列腺癌按风险程度分级

| 危险度分组 | 临床 / 病理特征 | 治疗方案 |
| --- | --- | --- |
| 极低危 | 同时具备：T1c；级别 1b；PSA < 10ng/ml；PSA 密度 < 0.15ng/（ml·cm$^3$）；阳性针数不超过系统穿刺针数 1/3 且单针肿瘤占比≤ 50% | 预期寿命 < 10 年：观察等待<br>预期寿命 10 ～ 20 年：积极监测<br>预期寿命 > 20 年：积极监测；放疗或近距离治疗；前列腺癌根治术 |
| 低危 | 同时具备：T1 ～ T2a；级别 1；PSA < 10ng/ml；并且不符合极低危组的标准 | 预期寿命 < 10 年：观察等待<br>预期寿命 > 10 年：观察等待；积极监测；放疗或近距离治疗；前列腺癌根治术 |
| 中危 | 具备以下至少一个且不包含高危 / 极高危组特征：T2b ～ T 2c；级别 2 或 3；PSA10 ～ 20ng/ml | 预期寿命 < 10 年：观察等待；积极监测；放疗 ± 内分泌治疗（4 ～ 6 个月）± 近距离治疗或单用近距离治疗<br>预期寿命 > 10 年：前列腺癌根治术；放疗 ± 内分泌治疗（4 ～ 6 个月）± 近距离治疗或单用近距离治疗 |
| 高危 | 具备以下至少一个且不包含极高危组特征：T3a；级别 4 或 5；PSA > 20ng/ml | 放疗 + 内分泌治疗（2 ～ 3 年）；放疗 + 近距离治疗 ± 内分泌治疗（2 ～ 3 年）；前列腺癌根治术 |
| 极高危 | 至少具备以下一个：T3b ～ T 4；主要 Gleason 评分 5 分；超过 4 处穿刺主要级别 4 或 5 | 放疗 + 内分泌治疗（2 ～ 3 年）；放疗 + 近距离治疗 ± 内分泌治疗（2 ～ 3 年）；前列腺癌根治术（仅限于前列腺无固定的患者）；一般状况差者仅用内分泌治疗 |
| 区域淋巴结转移 | 髂血管分叉以下的淋巴结受累 | 放疗 + 内分泌治疗（2 ～ 3 年）；内分泌治疗 |

**（二）三维适形放疗和调强适形放疗**

1.治疗体位和体位固定  在治疗前列腺癌时，仰卧位和俯卧位是两种常用的体位。因前列腺位置易受直肠和膀胱体积变化影响，保持定位及每次治疗时的膀胱和直肠状态一致性至关重要。为了降低直肠和膀胱的照射剂量，建议在进行模拟定位和治疗前 1 小时排空直肠和膀胱，并饮用 1000ml 水以充盈膀胱。

关于治疗体位的选择，Bayley 等进行的随机分组试验对仰卧位与俯卧位在器官运动、摆位误差和危及器官受照射剂量的影响进行了评估。试验中，28 名局限期前列腺癌患者随机开始于仰卧位或俯卧位的放疗，并在治疗进行到一半时切换到另一种体位。研究发现，在俯卧位中，前列腺的位移明显大于仰卧位，因此其计划靶体积（PTV）也较大，导致危及器官受照射的体积增加。校正器官运动后，仰卧位显著减少了小肠、直肠和膀胱的照射剂量。此外，其他研究也证实在仰卧位治疗时内部器官的运动远小于俯卧位，运动范围通常不超过5mm，说明仰卧位是前列腺癌治疗的更适合选择。

体模固定技术能显著降低摆位误差和系统误差。有研究对 96 例接受根治性放疗的膀胱癌或前列腺癌患者进行了分析，这些患者被随机分为使用和不使用体模固定技术的两组，且均采用俯卧位。结果显示，使用体模固定技术的组中等中心点的平均位移明显小于对照组（6.2mm 比 8.5mm），且具有显著更低比例的位移超过 10mm 的情况（10.6% 比 30.9%）。在 3 个方向的位移上，使用体模固定技术的组也表现出更好的控制。尽管两组在 RTOG 2 级皮肤毒性反应、治疗体位满意度和治疗时间上差异不大，但体模固定技术的应用仍显示出其在减少位移和提高治疗精确性方面的优势。

2.CT 模拟定位  在前列腺癌放疗的模拟定位过程中，结合常规模拟定位与CT 定位是关键。首先，在常规模拟机下确定患者的放疗体位、射野等中心及皮肤参考点的标记位置。为了进行 CT 定位，患者需在定位前一小时排空直肠和膀胱，并口服含肠道对比剂的 1000ml 水，以确保膀胱充盈。定位开始后，通过体模固定技术确保患者位置稳定，并进行静脉注射对比剂以进行增强 CT 扫描。增强 CT 显像能够准确显示前列腺、周围正常组织 / 器官及盆腔淋巴引流区，这对于靶区范围的精确勾画至关重要。扫描范围应从第 4 腰椎上缘延伸至坐骨结节下方 3cm，层厚设置为 3mm。完成扫描后，图像将被传输至治疗计划系统中，以进行靶区及危及器官的详细勾画。这一流程确保了放疗的精准性和治疗效果的最大化。

3.三维适形 / 调强适形放疗计划设计  在前列腺癌的放疗规划中，CT 扫描的三维重建对于靶区和正常器官的精确识别是基础。此外，通过将前列腺 MRI与定位用的 CT 扫描图像融合，可以大大提高靶区勾画的精度。这种融合技术允许放疗专家更精确地定义治疗区域，特别是在复杂的解剖结构中。在放疗中，通常需要勾画靶体积（GTV）、临床靶体积（CTV）和计划靶体积（PTV）。对于前列腺癌，由于病变常是多灶性的，并且常规 CT 和 MRI 扫描不足以精确确认所有具体病灶的范围，因此主要勾画的是 CTV。只有在存在明显较大的病灶或需要对盆腔淋巴结局部加量时，才会考虑进一步详细勾画局部的 GTV。在进行这些勾画工作时，还需同时注意到邻近的正常组织结构，如直肠、膀胱、小肠、睾丸、股骨头、髂骨和马尾神经等，以避免这些区域接受过量的辐射。在治疗计划的设计上，常用的技术包括采用 5～9 个射野的共面照射或旋转弧形照射。这些方法能够在各个照射野上实现对 PTV 的精确适形，从而最大程度地提高照射的集中性和减少对周围正常组织的损害。此外，通过计算等剂量曲线和剂量体积直方图（DVH），医生可以详细了解剂量分布，确保治疗剂量的精确和安全。对于体积较大的肿瘤，放射治疗前可能会先行内分泌治疗 3～6 个月，以期肿瘤能够缩小，进而减少需要高剂量照射的靶区体积。这样的综合治疗策略旨在优化治疗效果，同时减轻对患者的总体负担。

4. 校位和射野验证　在前列腺癌的放射治疗过程中，使用 CT 模拟定位机或常规模拟定位机来校对射野中心和各种照射参数是至关重要的步骤。这一过程确保治疗计划的每一个细节都能精确对应到患者的实际治疗情况中，从而提高治疗的效果和安全性。首先，CT 模拟定位机通过高分辨率的图像捕捉技术，为放疗团队提供了详尽的内部解剖结构视图。这些高清晰度的图像使得放疗师能够精确地识别靶区及其周围的重要器官和组织，从而优化射野的设计和参数设置。常规模拟定位机则用于进行基本的射野校对，包括射野大小、形状和放射方向的精确设定，这是确保射线准确照射到肿瘤靶区的基础。治疗进行中，射野电子成像系统（EPID）的使用是一个关键技术。EPID 能够在加速器下实时捕获射野的图像，这些图像反映了射线实际照射的区域。通过比较这些实时捕获的图像与计划中的射野，治疗师可以实时监控并调整射野，以确保射线精确对准靶区。此外，EPID 也有助于监测和记录治疗过程中可能发生的任何偏差，为后续的治疗提供参考数据。锥形束 CT（CBCT）扫描技术在放疗中的应用也极为重要。CBCT 能够在治疗加速器上进行，为患者提供三维的图像数据。这些数据不仅有助于验证治疗前的定位准确性，还能够用于治疗过程中动态调整治疗参数。例如，在前列腺癌放疗中，由于前列腺位置可能受到膀胱和直肠充盈状态的影响而发生变动，CBCT 可以在每次治疗前进行扫描，以确认前列腺的实时位置，并据此调整放射射线的对准。总之，CT 模拟定位和 EPID、CBCT 扫描的结合使用，构成了现代前列腺癌放疗的技术核心。这些高精度的设备和技术不仅提高了治疗的准确性和安全性，也显著增加了患者治疗的成功率和舒适度。通过实时监控和精确调整，放疗团队能够为患者提供最优化的个性化治疗方案。

5. 前列腺癌靶区勾画基本原则　在前列腺癌的放射治疗计划中，靶区的精确勾画是确保治疗效果的关键步骤。靶区通常包括前列腺本身、精囊及可能受累的盆腔淋巴引流区。根据患者的病情风险等级，靶区勾画的范围会有所不同：①局限低危前列腺癌：通常只需勾画前列腺。②局限中危前列腺癌：勾画范围包括前列腺及邻近 1.5 ～ 2cm 的精囊。③局限高危前列腺癌：需要勾画前列腺及邻近 2 ～ 2.5cm 的精囊。若精囊受侵，则需要完整包括整个精囊。④盆腔淋巴结转移风险高的情况下，还需包括盆腔淋巴引流区以预防照射。前列腺及精囊的勾画可以直接在定位 CT 图像上勾画，或通过将前列腺 MRI 与定位 CT 融合来增加勾画的精度。勾画范围为整体包括前列腺及其包膜和相应长度的精囊。下界包括前列腺尖部至少至尿道球上 0.5cm，或至阴茎海绵体脚的上缘，以防复发。前界设定在耻骨联合的后缘，后界为邻近直肠前壁，侧界为延伸至闭孔内肌的内侧。

盆腔淋巴引流区主要包括髂外淋巴结、髂内淋巴结、闭孔淋巴结、部分髂总淋巴结及 $S_1$ ～ $S_3$ 骶前淋巴结。依据 RTOG 前列腺癌盆腔淋巴结勾画图谱，CTV 定义为包括动静脉及其径向 7mm 的距离，但不包括小肠、膀胱、骨骼和肌肉。勾画范围从腰骶交界处（L/S）到耻骨上缘。包含 $S_1$ ～ $S_3$ 骶前淋巴结，勾画范围延伸至梨状肌出现的层面。髂外淋巴结勾画至股骨头上缘层面，即腹股沟韧带处。闭孔淋巴结勾画至耻骨联合上缘层面。通过这些详细的勾画指南，放疗医师可以确保照射区域的准确性，最大限度地减少对周围正常组织的辐射暴露，从而提高治疗的安全性和效果。正确的靶区定义对于前列腺癌放疗的成功至关重要，特别是在处理高危患者时，精确的勾画可以显著影响治疗成果。

6. 靶区定义　前列腺癌放疗中的靶区定义和勾画是治疗计划制订的关键部分，确保治疗的精确性和有效性。这些靶区包括肿瘤靶区（gross tumor volume，GTV）、临床靶区（clinical target volume，CTV）和计划靶区（planning target volume，PTV），它们之间的关系和定义具有明确的临床意义，具体见表 2-3。

表 2-3　局限性前列腺癌按风险程度分组的放疗靶区建议

| 风险分组 | 靶区建议 |
| --- | --- |
| 极低 / 低危 | 前列腺 |
| 中危 | 前列腺 +1.5 ～ 2.0cm SV |
| 极高 / 高危 /N1 | 前列腺 +2.0 ～ 2.5cm SV+ 淋巴引流区（LNM ＞ 15%） |

注：SV. 精囊；LNM. 淋巴结转移

(1) 肿瘤靶区：GTV 是通过临床检查、影像学检查（如 CT、MRI 或 PET）直接可见的肿瘤组织。在前列腺癌中，如果肿瘤在影像上可见，这部分就构成 GTV。然而，前列腺癌往往是多灶性的，且肿瘤界限在常规影像上可能不甚清晰，因此在实际操作中常直接关注于 CTV 的勾画。在实际临床操作中，对于没有明显大体肿瘤（如局限期前列腺癌）的情况，通常会省略 GTV，直接勾画 CTV。如果有显著的肿瘤负荷或已知的肿瘤部位（如通过 MRI 明确的病灶），则会详细勾画 GTV，并可能考虑在此基础上进行放射增强。

(2) 临床靶区：CTV 包括 GTV 及周围可能存在微观病变的区域。在前列腺癌的情况下，由于病变常微观侵犯前列腺包膜和周边组织，CTV 应包括整个前列腺及其可能受侵的周围组织，包括精囊（尤其在中到高危患者中）。此外，对于高危患者，由于存在较高的区域淋巴结转移风险，CTV 还应扩展到相关的盆腔淋巴引流区。CTV 的勾画依赖于详细的解剖和病理信息，需要结合影像学数据（CT、MRI）和临床数据（PSA 水平、生物活性、组织学分级等）。例如，如果患者为高危，则可能需要包括更广泛的盆腔区域，以预防潜在的微观病变和淋巴转移。

(3) 计划靶区：PTV 是在 CTV 基础上考虑到治疗过程中患者位置和内部器官运动可能导致的误差而额外扩展的体积。这种扩展是为了确保即使存在日常治疗的位置变动或器官在不同时间的位置变化，照射剂量也能够覆盖到整个 CTV。前列腺的位置可受直肠和膀胱的充盈程度、呼吸运动及治疗体位误差等因素影响，这些都需要在 PTV 的设定中考虑。前列腺的运动主要发生在前后和上下方向，因此 PTV 的扩展需考虑这些方向的潜在变化。通常，前列腺和精囊的运动会被精细地量化，并根据这些数据设定 PTV 的外扩范围。例如，前列腺后方紧邻直肠，为减少对直肠的辐射剂量，PTV 在后方的外扩可能相对较小。在放疗过程中，通过使用定位辅助设备（如体表标记、内部标记、实时成像设备等）和日常成像（如锥形束 CT）来监控和调整 PTV 的准确性。PTV 的设定需要综合考虑放疗设备的能力、患者的具体病情及治疗过程中的可变因素（如直肠和膀胱充盈状态的变化）。

7. 照射剂量及正常组织耐受剂量　采用三维适形放射治疗（3DCRT）或调强适形放射治疗（IMRT）技术可以更精确地定位病灶，从而使肿瘤受到更高剂量的辐射而周围正常组织则受到较少的辐射影响。这种技术的应用，允许将照射剂量提高至 76 ～ 80Gy，这一剂量显著高于传统放疗技术所能达到的水平，有助于提高局控率并减少复发。治疗方案通常采用常规分割照射，即每日照射剂量 1.8 ～ 2.0Gy，每周 5 次。根据患者的临床风险程度和预后，可调整总照射剂量，低危患者可能需要的剂量较低，而高危患者则可能需要接受更高的剂量，以期达到更好的治疗效果。在进行全盆腔预防照射的情况下，进行 45～50Gy 的全盆腔照射，持续 5 周，随后进行缩野照射，专注于前列腺和精囊，并进行额外的 26～30Gy 的补充剂量。这种策略旨在消除潜在的微小病灶，降低复发风险。在前列腺癌放疗中，合理控制正常组织受照射的剂量是确保治疗安全性和有效性的关键。为了减少治疗相关的毒性反应，尤其是对于直肠和膀胱这些与前列腺相邻的敏感器官，需要严格控制它们接受的辐射剂量。

（1）直肠剂量限制：研究表明，当直肠接受超过 70Gy 的照射时，其体积百分比应控制在 25% 以下，以显著减少发生 2 级或以上的毒性反应的风险。这是因为直肠壁对放疗特别敏感，高剂量照射会增加放射性肠炎、出血或穿孔的风险。因此，放疗计划需要精心设计，以避免在直肠壁上出现高剂量点。

（2）膀胱剂量限制：对于膀胱，放疗中应保证不超过 50% 的膀胱体积接受 50～60Gy 的剂量，而 30% 的膀胱体积应控制在 70Gy 以下。这样的剂量控制有助于减少放疗后的膀胱炎症、尿频、尿急、尿痛及血尿等并发症，提高患者的生活质量。

（3）股骨头及股骨颈剂量限制：股骨头及股骨颈的辐射耐受度相对较低，因此放疗中需要特别注意控制这些区域的照射剂量。建议 5% 的股骨头及股骨颈接受的最大剂量不超过 50Gy，以防止骨坏死或骨折的发生。

（4）小肠和结肠剂量限制：对于小肠，其接受剂量应控制在 52Gy 以下，且接受 50Gy 照射的体积不应超过 5%。这是为了避免小肠发生严重的放射性损伤，如穿孔或梗阻。结肠的剂量应控制在 55Gy 以下，接受 50Gy 照射的体积应少于 10%。控制这些剂量有助于减少结肠炎和相关并发症的风险。

在临床操作中，这些剂量限制的应用要求放疗医师和医疗团队采用高精度的放疗技术，如调强适形放射治疗（IMRT）或立体定向放射治疗（SRT），并结合图像引导放射治疗（IGRT）技术来精确定位和监控治疗区域。这样不仅可以最大化肿瘤的照射剂量，还可以最小化对周围正常组织的损害。综上所述，前列腺癌放疗中对正常组织剂量的精确控制是保障治疗效果和患者安全的重要环节。通过高级的放疗技术和严格的剂量监控，可以有效地平衡治疗效果和毒性风险，从而提高患者的总体治疗满意度。

### （三）立体定向放射治疗

1951 年，瑞典学者 Leksell 首先提出立体定向放射外科（stereotactic radiosurgery，SRS）的概念，采用等中心治疗的方式，通过立体定向技术将多个小野三维聚焦在病灶区，实施单次大剂量照射治疗。这一概念的提出，标志着非侵袭性治疗神经系统疾病新时代的开始。Leksell 博士的初衷是开发一种能够避免传统开颅手术并发症的替代方法。他的第一台立体定向辐照装置在 1953 年成功应用于人体，用于治疗三叉神经痛和精神疾病患者。随后，Leksell 不断改进技术，1967 年，世界上第一台以 γ 射线为治疗源的立体定向放射外科治疗系统（静态式伽玛刀）设计完成，其选用 $^{60}$Co 作为放射源，采用静态集合聚焦方法，将 179 个 $^{60}$Co 发出的 γ 射线聚集在预选靶点上，使脑内靶点组织经一次照射就产生局限性盘状坏死灶。1982 年，依据伽玛刀原理设计出直线加速器放射外科系统，即 X 刀。随着技术的不断进步，SRS 的应用范围逐渐从颅内疾病扩展到体部肿瘤的治疗。立体定向放射治疗（stereotactic radiotherapy，SRT）是将立体定向放射外科的方法，尤其是立体定向的固定体位方法及影像技术，与标准放射治疗分次方案相结合的治疗手段。在此基础上，近年来发展出了体部立体定向放射治疗（stereotactic body radiotherapy，SBRT）。1990 年，瑞典 Karolinska 医院的学者研制了实施体部 X 刀的体位固定装置并开始治疗肺癌和肝癌。同期，日本学者首次将 CT 和加速器合成一体，开始对肺周围型病灶实施立体定向放射治疗（SBRT）。中国学者在 2000 年左右开启了利用 γ 刀实施 SBRT 治疗肿瘤的模式。

　　体部立体定向放射治疗（SBRT）在局限性前列腺癌的治疗中表现出色，其治疗效果显著。例如，美国加州大学洛杉矶分校的研究显示，采用 SBRT 治疗低危和中危前列腺癌，总剂量 4000cGy，分 5 次照射，随访 2.7 年，5 年局部控制率达 94%。另一项研究中，低危或中危前列腺癌患者使用 SBRT 治疗，低危患者长期无前列腺特异抗原（PSA）复发生存率（RFS）为 95% ～ 100%，中危患者为 85% ～ 100%。SBRT 的另一个显著优势是缩短治疗周期。与传统的调强适形放射治疗（IMRT）相比，SBRT 采用单次剂量大、分割次数少的分割方式，可明显缩短放疗时间。例如，IMRT 整个放疗周期为 7 ～ 8 周，而 SBRT 通常只需 5 次左右的照射，总治疗时间大幅缩短。此外，SBRT 的高精度和高剂量集中性使其能够减少对周围正常组织的损伤，从而降低副作用的发生率。例如，一项研究显示，SBRT 治疗局限期前列腺癌患者的晚期胃肠道不良反应发生率明显低于常规分割调强适形放射治疗（60.00% 比 82.50%，$P$=0.031）。在前列腺癌寡转移灶的治疗中，SBRT 同样显示出巨大的潜力。临床研究发现，在间歇性激素疗法中加入转移灶导向的体部立体定向适形放射治疗（SBRT）显著改善了寡转移性前列腺癌患者的疾病无进展生存期（PFS）。通过加入 SBRT 放疗，患者能够较长时间避免激素治疗，恢复睾酮的时间增加，显著提升了患者的生存质量。MD.Anderson 癌症中心的 Dr.Chad Tang 报告的多中心 II 期随机临床试验（EXTEND）结果显示，SBRT 治疗寡转移性前列腺癌患者整个治疗过程顺利，为患者提供了一种比较实际的治疗方案。在临床应用方面，一项使用美国国家癌症数据库进行的回顾性研究分析了 2004—2015 年 SBRT 与传统方案和常规方案相比的使用情况。结果显示，接受SBRT的前列腺癌患者比例从2004年的0.9%大幅度增加到2015年的19.5%。接受SBRT治疗的患者更有可能在学术中心接受治疗，年龄更轻，并且收入高于其他细分受众群。

随着SBRT在前列腺癌治疗中的应用不断增加，未来的研究将更多地集中在综合治疗策略上，如SBRT与激素治疗、手术等其他治疗方法的联合应用，以进一步提高治疗效果和患者生存质量。此外，通过分子工具和影像技术的结合，实现对前列腺癌患者的个性化治疗，根据患者的具体病情和生物学特征，制订最适合的治疗方案。综上所述，立体定向放射治疗（SBRT）在前列腺癌中的应用已经取得了显著的进展，不仅在局限性前列腺癌的治疗中表现出色，还在寡转移性前列腺癌的治疗中显示出巨大的潜力。随着技术的不断进步和临床应用的增加，SBRT有望成为前列腺癌治疗的重要手段之一。

**（四）图像引导放射治疗**

图像引导放射治疗（image guided radiation therapy，IGRT）是一种先进的放射治疗技术，它在三维放疗技术的基础上加入了时间因素的概念，充分考虑了解剖组织在治疗过程中的运动和分次治疗间的位移误差，如呼吸运动和器官蠕动、日常摆位误差、靶区收缩等引起放疗剂量分布的变化和对治疗计划的影响等方面的情况。IGRT在患者进行治疗前、治疗中利用各种先进的影像设备对肿瘤及正常器官进行实时监控，并能根据器官位置的变化调整治疗条件，使照射野紧紧"追随"靶区，实现真正意义上的精确治疗。

图像引导放射治疗的技术基础包括但不限于X射线、CT（计算机断层扫描）、MRI（磁共振成像）、PET（正电子发射断层扫描）和超声等影像技术。这些影像技术能够提供病变区域的详细图像，帮助医生在治疗过程中做出更为精确的决策。例如，实时超声图像引导（TPUS）技术可实时监测前列腺各分次内运动幅度，为前列腺癌的精确放疗和大分割放疗提供参考。该技术在放疗过程中实时采集超声图像，获取前列腺在不同方向上的位移范围，分析其四维运动轨迹，确保放疗的精准性。此外，CT/MRI图像融合技术利用MRI软组织分辨力高的优点，可提供更多关于前列腺内部组织结构的信息，帮助判断肿瘤的范围、有无被膜破坏或突破、精囊是否受侵等，使肿瘤靶区勾画更加精准，优化了调强适形放射治疗（IMRT）计划，达到保护周围器官、减少放射不良反应的目的。IGRT的主要优势在于肿瘤靶区的精确定位。通过先进的影像技术，IGRT能够精确地定位肿瘤靶区，确保放射线束准确照射到肿瘤区域，减少对周围正常组织的损伤。同时，IGRT还配备了先进的计算机治疗计划系统，能够在准确找出肿瘤病灶后，反向计算并优化出最佳照射方案，最大程度地杀伤肿瘤细胞，同时更有效地保护正常组织及器官。此外，IGRT能够实现实时高精度、高质量的个体化治疗。在肿瘤精确定位和最优治疗方案设计的基础上，IGRT 能够在每次放射治疗前和治疗中，对患者进行实时 CT 扫描和 X 射线影像监测，准确监控和跟踪肿瘤位置，及时验证和调整照射方位，达到对肿瘤靶区的精确治疗。

在临床应用方面，IGRT 在前列腺癌治疗中的应用尤为显著。前列腺的确切位置会根据膀胱和肠道的饱满程度发生变化，IGRT 包括在治疗前对前列腺区域进行图像采集（X 射线或 CT 扫描），患者需要躺在治疗床上。这使得治疗小组能够在放射线束开启之前调整计划，并确保每次都能将放射线射到正确的位置。一项来自 21 个中心的Ⅲ期随机对照试验结果显示，与采用每周图像引导放射治疗比较，采用每日图像引导放射治疗可显著减少前列腺癌患者 3 级以上晚期直肠不良反应的发生，同时可改善前列腺癌患者的无生化失败生存率。FLAME 研究显示，采用常规分割同步加量模式可显著降低局限性中高危前列腺癌患者的局部复发风险和远程转移风险。IGRT 还能够适应不同的治疗模式。在大分割放疗方面，中等分割根治剂量（2.4 ～ 4Gy/ 次）模式可将前列腺癌患者的放射治疗总时长从过去的 8 周缩减至 3 ～ 5 周，且临床疗效更佳，患者依从性更好。此外，更为精准的前列腺特异性膜抗原正电子发射断层成像（PET）/ 计算机断层扫描（CT）和多参数磁共振成像使得对前列腺癌临床显著病灶进行局部加量成为可能。IGRT 在这一过程中可发挥重要作用，确保局部加量区的精准照射，提高治疗效果。

总的来说，图像引导放射治疗（IGRT）通过结合先进的影像技术和精确的治疗计划，为前列腺癌患者提供了更为精确、安全的治疗选择。它不仅提高了治疗的精准度，减少了不良反应，还提升了治疗效果，为患者带来了更多的治疗选择。随着技术的不断发展和应用的深入，IGRT 有望在未来的癌症治疗中发挥更大的作用，为更多患者带来福音。

## 六、近距离放射治疗

### （一）短暂性组织间插植放疗

组织间插植放疗，是前列腺癌治疗中的一种方法，特别是对于临床分期为 T1b、T2 期及部分 T3 期的患者。这种治疗方法涉及将放射性物质直接插入或靠近肿瘤组织，以提供高剂量的辐射治疗，同时最小化对周围健康组织的影响。虽然由于外照射放疗技术的显著进步，使得组织间插植放疗的使用变得较少，但在特定情况下，它仍然是一种有效的治疗选择。

1. 适用条件　组织间插植放疗的适用条件相对严格。首先，它主要适用于早期前列腺癌患者，即那些临床分期为 T1b、T2 期和部分 T3 期的患者。这些患者的肿瘤尚未广泛扩散，因此可以通过局部治疗获得较好的治疗效果。此外，候选患者的一般健康状况应良好，以承受治疗过程。肿瘤体积不能太大，因为较大的肿瘤难以通过插植治疗彻底消灭。同时，要求肿瘤的分化程度较好，且患者无或只有少数盆腔淋巴结转移，这增加了治疗的成功率。

2. 治疗前准备　在进行组织间插植放疗前，通常建议先进行盆腔淋巴结切除术。这一步骤旨在评估癌症是否已经扩散至淋巴系统，从而更准确地确定治疗方案。此外，通过评估淋巴结的状态，医生可以更好地预测治疗的预后。

3. 放射源选择　用于组织间插植放疗的放射源种类多样，包括 $^{125}$I（碘）、$^{192}$Ir（铱）、$^{236}$Ra（镭）、$^{198}$Au（金）、$^{103}$Pd（钯）。每种放射源都有其特定的物理和辐射特性，医生会根据肿瘤的具体情况和患者的个体差异选择最合适的放射源。

4. 插植途径　组织间插植放疗的插植途径包括经耻骨上膀胱造痿、经耻骨后途径或经会阴皮肤插植。选择哪种途径取决于多种因素，包括肿瘤的位置、大小、放射源的类型及患者的解剖结构等。每种途径都有其优势和局限，医生会根据具体情况做出选择。

5. 技术进步与应用减少　随着外照射放射治疗技术，特别是调强适形放射治疗（IMRT）、图像引导放射治疗（IGRT）及质子治疗等先进技术的发展，外照射治疗在前列腺癌治疗中的应用越来越广泛。这些技术能够更精确地定位肿瘤，同时保护周围的健康组织，因此在许多情况下成为首选的治疗方法。尽管如此，对于特定的患者群体，尤其是那些适合局部高剂量放疗的早期前列腺癌患者，组织间插植放疗仍然是一个有效的选择。在这些情况下，它可以提供高效的局部控制，同时减少对患者整体健康状况的影响。

### （二）永久粒子植入治疗

放射性粒子植入治疗，也称为前列腺癌的植入性放射治疗，是一种高度靶向的治疗方式，旨在将放射性粒子直接植入或靠近肿瘤组织。这种方法能够在肿瘤区域产生高剂量的辐射，而将周围正常组织的辐射暴露降至最低。特别适用于低危局限性前列腺癌的治疗，这类癌症通常定义为临床分期在 T1～T2a 期，Gleason 评分 ≤ 6 分，以及前列腺特异性抗原（PSA）水平 ≤ 10ng/ml 的患者。

1. 适应证和患者选择　适应证的精确界定确保了治疗的效果和安全性。低危局限性前列腺癌患者通常具有优秀的长期生存率，放射性粒子植入提供了一种既能有效控制疾病又能保持生活质量的治疗方案。正确选择适应证对于实现最佳治疗效果至关重要，因为这种治疗方法旨在平衡治疗效果和治疗后的生活质量。

2. 放射性粒子的选择和剂量　放射性粒子 $^{125}$I 和 $^{103}$Pd 是进行前列腺癌植入

性放射治疗的两种最常用的放射性核素。$^{125}$I 的推荐剂量为 145Gy，而 $^{103}$Pd 的推荐剂量为 125Gy。这两种放射性核素的选择和剂量计算基于临床研究和长期随访的结果，旨在最大化治疗效果，同时减少对周围健康组织的潜在损害。

**3. 治疗的实施**　放射性粒子植入治疗通常在局部麻醉下进行，使用超声引导将放射性粒子精确植入肿瘤组织中。这一过程需要高度精确的计划和执行，以确保辐射剂量均匀分布于整个肿瘤区域，同时避免过度辐射周围敏感组织如直肠和膀胱。

**4. 临床效果与监测**　植入性放射治疗在低危前列腺癌患者中显示出了优秀的局部控制率和生存率。治疗后的监测包括定期的 PSA 检测和临床评估，以早期发现可能的复发或治疗相关的并发症。PSA 水平的长期跟踪对于评估治疗效果和指导后续治疗决策至关重要。前列腺癌的治疗不仅要考虑延长生存期，还要关注患者的生活质量。放射性粒子植入治疗由于其靶向性，相比于传统的全盆腔放疗，通常具有较低的尿路和性功能障碍风险。这对于许多患者来说是一个重要的考虑因素，尤其是对于那些高度重视治疗后生活质量的人。

**5. 未来展望**　随着医疗技术的进步和对前列腺癌生物学更深入的理解，放射性粒子植入治疗的精准度和效果预计将进一步提高。未来的研究可能会发现新的放射性核素，或者开发出更先进的植入技术和治疗规划软件，从而提高治疗的靶向性和安全性。此外，随着对治疗后生活质量重视程度的提高，研究也将更多关注如何最小化治疗的长期副作用，使患者在治疗后能享有更高质量的生活。总之，放射性粒子植入治疗为低危局限性前列腺癌患者提供了一种有效且副作用较小的治疗选项。通过精确的患者选择、治疗计划和执行，以及严格的治疗后监测，患者可以期待优秀的治疗效果和良好的生活质量。随着未来技术的发展和临床研究的深入，放射性粒子植入治疗在前列腺癌治疗领域的应用和效果预计将进一步优化和提高。

## 第三节　介入治疗

参照卫生健康委员会发布的《综合介入诊疗技术管理规范》，肿瘤介入诊疗技术是指在医学影像设备引导下，通过血管或非血管途径对肿瘤进行诊断和治疗的技术。医疗机构开展介入诊疗技术的基本要求包括：医疗机构开展综合介入诊疗技术应当与其功能、任务相适应；具有卫生行政部门核准登记的医学影像科和与开展的综合介入诊疗相适应的诊疗科目，以及有与开展综合介入诊疗技术相关的辅助科室和设备；设有介入手术室（造影室）；有经过正规培训、具备综合介入诊疗技术临床应用能力的本院在职医师，以及有经过综合介入诊疗相关知识和技能培训的、与开展的综合介入诊疗相适应的其他专业技术人员。如果开展三级以上综合介入诊疗手术的医疗机构，还应当符合以下要求：①医疗机构基本条件。如三级医院，需有独立的医学影像科（介入放射）或与开展综合介入诊疗工作相适应的临床科室，开展综合介入诊疗工作 5 年以上，5 年内累计完成综合介入诊疗手术病例不少于 2000 例，其中三级以上综合介入诊疗手术不少于 1000 例，综合介入技术水平在本地区处于领先地位。②至少有 2 名经过正规培训、具备三级以上综合介入诊疗手术临床应用能力的本院在职医师，其中至少 1 名具有副主任医师以上技术职务任职资格。③具备满足开展三级以上综合介入诊疗手术的介入手术室（造影室）、重症监护室、麻醉科和其他相关科室、设备和技术能力。此外，造影室需符合放射防护及无菌操作条件，有菌区、缓冲区及无菌区分界清晰，设有单独的更衣洗手区域；配备有数字减影功能的血管造影机及心电监护设备；设有存放导管、导丝、造影剂、栓塞剂，以及其他物品、药品的存放柜，并有专人负责登记保管。

根据传统理论，根治性治疗，如手术切除和放疗，是可靠和安全的。然而，根治性治疗可能会导致尿失禁和勃起功能障碍等并发症。介入治疗在保证疗效的前提下，同时保留了与泌尿和性功能相关的解剖结构。近年来，局部治疗（focal therapy，FT）已成为局限性前列腺癌的一种选择，相较于根治性治疗，它能够提供更加个性化、微创的治疗方式，减少并发症的同时保证疗效。目前，常规前列腺特异性抗原筛查的采用导致了许多小的和低级别前列腺癌的发现，这些癌症致死的可能性很低。然而，这些癌症通常会被过度治疗，采用根治性治疗（如根治性前列腺切除术、全腺体外束放射治疗），导致长期的副作用。在这种情况下，介入治疗已经成为一种治疗替代方案，可以使患者免于许多与更激进的治疗相关的副作用。目前，对确定局限性前列腺癌安全、有效的介入治疗有很大的需求。近年来，成像技术得到了明显的改善，可以准确地定位肿瘤，允许影像引导下介入治疗的迅速发展，从而有可能在避免传统根治性手术的副作用的同时获得同等的疗效。

前列腺癌常用的介入诊疗技术分为非血管介入及血管介入。血管介入包括消融与放射性粒子植入（详见本章第二节放射治疗）。消融治疗包括冷冻疗法（cryotherapy）、高强度聚焦超声治疗（high intensity focused ultrasound therapy，HIFU）及光动力疗法（photodynamic therapy）等，而血管介入治疗则指前列腺动脉化疗栓塞术（prostatic artery chemoembolization，PACE）。本节主要阐述消融及 PACE，包括治疗机制、治疗方式、治疗效果及并发症等，以说明介入治疗在局限性前列腺癌中的地位，尤其是明确其重要性。

## 一、高强度聚焦超声治疗

HIFU 成为前列腺局部治疗的一种有吸引力的治疗方式，其目的是治愈前列腺癌，同时保持勃起功能。HIFU 导致组织坏死的原理主要有热效应、机械效应、空化效应和辐射作用。HIFU 消融肿瘤主要是依靠其热效应，热效应产生的局部高温所致肿瘤细胞凝固性坏死是 HIFU 的主要作用机制。通过热疗机的定位系统，治疗系统产生的高频超声波定向聚焦，使焦点落在肿瘤部位，声能迅速被组织吸收转化为热能，瞬间在局部产生 70 ～ 100℃的高温，造成肿瘤组织的凝固性坏死。机械效应是指体内受到超声作用的组织细胞高速来回振动，强烈变化的力学作用可以引起细胞溶解、细胞功能改变、DNA 大分子降解及酶变性等。当超声强度过高时，组织暴露于声波从而不断发生压缩及膨胀，产生气泡，这些气泡相互作用并开始剧烈振动，产生空化效应，以致气泡破裂产生快速气流从而破坏细胞膜。受到挤压的组织，对于声波或是吸收或是反射，这样组织和固体物质对于液体介质的反应不同，从而产生相对运动及剪切作用而破坏细胞膜。

另外，HIFU 也会诱导细胞发生程序性死亡。在内切酶作用下细胞 DNA 快速降解，从而使细胞核发生自发性破坏而致使细胞程序性死亡。细胞程序性死亡可能是 HIFU 的一种重要的迟发性生物效应。整个手术需要 2 ～ 4 小时，与传统的手术方法（即根治性前列腺切除术）相比，副作用较少。

20 世纪 40 年代初，Lynn 等首次提出超声波具有造成人体组织破坏的能力。20 世纪 50 年代，人们认识到这种超声技术可以应用于软组织肿瘤的消融。直到 20 世纪 90 年代，MRI 引导才首次与 HIFU 一起用于前列腺癌的治疗。2011年，HIFU 消融术仍不被认为是局限性前列腺癌的标准治疗选择，这可能是由于重复活检的阳性率为 4.9% ～ 65%，再治疗率有所不同。在一项回顾性研究中，99 例患者接受了 HIFU 治疗，遗憾的是，高达 21% 的患者在 HIFU 阴性的部位出现了新发肿瘤。2013 年，Ganzer 等对 538 例接受 HIFU 治疗的患者进行了为期 14 年的研究，得出结论：HIFU 治疗可能是局部前列腺癌的一种有效且安全的治疗选择，特别是对于高龄、低至中度风险及预期寿命至少为 10 年的患者。他们报告了 5 年和 10 年的生化无病生存率分别为 81% 和 61%，在 55.2%的治疗后接受活检随访的患者中，25.6% 被确诊患有癌症。这一研究结果与之前为期 13 年的研究结果一致，该研究中 884 名男性接受了 HIFU 治疗，结果显示，低、中、高危组 5 年生化无病生存率分别为 54%、61% 和 84%，10 年生化无病生存率分别为 72%、58% 和 44%。

目前的治疗机包括 Ablatherm（EDAP TMS，France）与 Sonablate500（Focus

Surgery Inc，US）等。通常经直肠途径，避开了骨盆和耻骨联合的遮挡，且对于前列腺后方病灶更易处理。MR 引导下的 HIFU 可以实时监测准确的组织温度，以防止对尿道或神经血管束等关键结构造成损伤。HIFU 还可以通过 MRI-US 融合技术识别手术前和手术过程中的治疗边缘。同样，MRI 在 HIFU 病例的随访中也发挥着重要作用。HIFU 治疗失败可以在多参数 MRI 上显示，从而指导重新治疗，有助于确保完全缓解。

目前，对于年龄 > 70 岁、预期寿命 ≥ 10 年、存在合并症不适合手术的临床分期为 T1、T2 的局限性前列腺癌患者以及拒绝接受手术治疗的前列腺癌患者，HIFU 是其临床适应证。对于不适合放射治疗或放射治疗失败或不适合手术治疗的局限性前列腺癌患者，法国泌尿外科协会（France Association of Urology，FAU）和意大利泌尿外科协会（Association of Italian Urologists，AURO）推荐 HIFU 作为其标准治疗方法。也有文献报道了 HIFU 在 T3、T4 局部晚期前列腺癌中的运用。

通常术中无不良反应，但术后并发症发生率报道差异较大。最常见的并发症为膀胱出口梗阻、不同程度尿失禁和勃起功能障碍，严重且少见的有尿道直肠瘘。高龄是术后发生膀胱出口梗阻的影响因素，而术前 1 个月行经尿道前列腺电切术可降低术后膀胱出口梗阻的发生率。尿失禁、附睾炎报道的最高发生率分别为 12% 和 7.6%，泌尿系感染发生率为 16.0% ~ 23.8%，严重的并发症尿道直肠瘘发生率最高为 4.0%。

对于 HIFU 治疗后的随访并无明确规定。大多数研究均采用联合血清 PSA 及经直肠超声引导下前列腺穿刺活检的方法，PSA 一般术后前 2 年每 3 ~ 4 个月检测 1 次，而前列腺穿刺活检一般在术后第 6 个月进行第一次检测，以后每 1 ~ 2 年检测 1 次。然而，关于这些复查指标是否有必要运用及是否适用于临床来检测 HIFU 的治疗效果，尚无确切的讨论。

目前，尚没有标准用于定义前列腺癌 HIFU 初步治疗后的生化复发。而在 HIFU 术后随访结果报告中，对于何种定义是最合适及有效的，尚无统一认识。有报道引用 ASTRO 关于放射治疗后的定义，即放疗后 PSA 水平达到最低值后连续 3 次 PSA 增高被认为是放疗后前列腺癌生化复发的标志，也有观点认为 PSA 最低值 +2ng/ml 可用于定义生化复发。

HIFU 设备是基于动物模型并且具有统一的组织学特征而设计的。然而，由于可能存在耐高热的肿瘤细胞、前列腺钙化灶以及局部组织血液灌注的不同，使得组织对声能的吸收不均匀，从长远来看，这会给治疗带来困难。肥胖患者直肠前周围脂肪组织厚度的增加会对 HIFU 治疗效果产生消极影响。随着设备的改进和临床研究的深入，如 HIFU 对激素难治性前列腺癌的治疗、机器人辅助性 HIFU 对前列腺癌的局部治疗等，HIFU 将在前列腺癌的临床治疗中发挥更加重要的作用。

## 二、微波消融

MWA 一般采用 915MHz 或 2450MHz 两种频率。在微波电磁场作用下，肿瘤组织内的水分子、蛋白质分子等极性分子产生极高速振动，造成分子之间的相互碰撞和摩擦，在短时间内产生 60～150℃ 的高温，从而导致细胞凝固性坏死。靶向微波消融（targeted microwave ablation，TMA）是一种新的局部治疗方法，在 mpMRI/ 超声引导下靶向递送微波能量。微波传播主要取决于介质的介电常数，而不是热导率或组织阻抗。与其他方法相比，微波传播提供更可预测、可控的方式导致凝固性坏死。

有学者经直肠 TMA 的可行性研究表明，MRI 上的治疗后坏死区与预测的消融区非常一致，中位最大坏死大小为 17.5mm；作者在 MRI 上发现 80% 的患者肿瘤完全坏死。同时，推荐与直肠保持 5mm 的距离，以将并发症的风险降至最低。总之，TMA 在中低风险前列腺癌患者中安全、可行且耐受性良好。

## 三、射频消融术

射频消融术（RFA）是一种微创治疗方法，在影像学 [MRI 和（或）US] 导向下，经会阴入路将电极置入瘤体内，使用射频热效应引起肿瘤凝固性坏死。其主要作用原理是：高频率的射频波能激发组织细胞进行等离子振荡产生热量，达到 80～100℃，有效快速地杀死局部肿瘤细胞，同时形成肿瘤周围的血管等凝固反应带，避免供血和转移。虽然早在 2005 年就已有临床研究评估射频消融在低风险器官限制疾病中的疗效，有学者在动物体上实验了肿瘤周围组织的特性与射频损伤效果的关系，发现如果肿瘤周围组织的阻抗增高，则有助于提高射频消融的杀伤效果，因为较高的组织阻抗会使局部迅速生热，从而使组织发生炭化，起到隔热的作用。

射频消融术最早是用于治疗前列腺增生。有学者研究了射频消融治疗前列腺增生的组织学变化。纳入 20 名前列腺增生的患者行经尿道前列腺针状电极射频消融术，射频消融术后行前列腺摘除术。标本逐层切片行组织学检查，发现射频区域呈现广泛的凝固性坏死。以 anti-PSA 及 anti-desmin 行免疫组织化学染色发现，射频消融术可以彻底破坏前列腺组织。目前，有关射频消融治疗前列腺癌的临床试验的文献报道不多。Djavan 等最先报道对 10 例前列腺癌患者的 21 个肿瘤病灶行射频消融治疗。其方法是：在直肠超声引导下，将活动性针式电极从会阴部的小切口插入前列腺内，电极采用不同的形状；在某些病例中，在电极上套上可回缩式屏蔽罩以改变热损害的长度和环境；部分射频针的顶端装有热敏电偶，可以实时观察周围组织的温度变化，从而及时进行调整；消融后用磁共振对坏死灶进行检测，1周内行前列腺癌根治术，术后组织病理结果与预期消融结果、磁共振结果一致。另外，研究用类似方法治疗15例患者，每个前列腺上至少消融2处，在消融过程中，靶组织中央最高温度可达105℃；以磁共振检测结果与病理检查比较亦得出相同结论。近年来，Shadat等报道应用射频消融术对复发性前列腺癌进行治疗，纳入11例患者；均经穿刺活检证实，影像学检查未发现远处转移。对患者进行射频消融，随访12个月后，50%以上的患者未出现复发转移，患者生活质量大有改善；平均随访20个月，PSA水平显著下降。国内胡志全等曾报道为5名患者行前列腺癌射频消融术，术后患者PSA水平、前列腺体积等均明显下降；马宝杰等采用经直肠超声引导下经会阴穿刺为12名晚期前列腺癌患者行前列腺癌射频消融术，手术成功率为100%。在1例根治性前列腺癌切除的标本上可见消融区肿瘤细胞完全破坏。从而阐明经会阴穿刺前列腺癌射频消融术从原理和技术上均可行，可作为治疗前列腺癌的微创减瘤手段。因此，影像学引导下多极射频消融治疗是一种安全、有效的治疗前列腺癌的方法。

### 四、冷冻消融术

冷冻消融术，又称为冷冻疗法，通过快速的冷冻和解冻循环使癌细胞发生凝固性坏死。该技术起源于19世纪50年代，当时James Arnott第一次使用冰盐混合物来治疗癌症。后来被Irving Cooper在20世纪60年代使用液氮进行了现代化改造。1964年，Gonder等首先报道采用液氮冷冻毁损动物模型的前列腺组织获得成功，并采用了经会阴切开直视下冷冻治疗前列腺癌的方法。然而，由于冷媒、温度控制、实时监测等技术不成熟，以及冷冻治疗后坏死组织脱落、尿瘘等并发症发生率较高，前列腺癌冷冻消融术的临床应用受到限制。随着医学与科技的进步，前列腺癌冷冻消融术得到了发展。1988年，Onik等采用经直肠超声引导和监测、经皮穿刺冷冻消融治疗前列腺癌，手术创伤减小，实现了治疗过程在超声影像实时监测下进行。继而，尿道保温装置及术中测温探针的应用，明显减少了冷冻后尿道坏死组织脱落及前列腺邻近组织的损伤，大大降低了尿潴留和尿失禁等并发症的发生率。1993年，美国Endocare公司开发出氩氦冷冻治疗系统，实现了温度的精确控制，进一步提高了控瘤效果，降低了并发症的发生率。至此，前列腺癌冷冻消融术得到了推广应用。美国泌尿外科学会于2008年对前列腺癌冷冻治疗进行了述评，促进了前列腺癌冷冻消融术的规范化应用和临床推广。

冷冻消融术可能的机制包括降温破坏、微血管破坏及免疫调控 3 种。急剧的降温使得细胞外液形成冰晶，细胞内外渗透压的变化导致细胞内自由水被吸到细胞外，致使蛋白质变性；进一步下降的温度使细胞内液形成冰晶，导致细胞膜、细胞器以及细胞骨架的直接破坏；微血管破坏导致微循环障碍及微血栓的形成，进而导致继发性缺氧及出血性坏死；坏死的细胞将细胞内的物质释放到细胞外，引发主动的免疫反应。近年来，冷冻治疗技术通过更快速地控制冻融而得到了改进。通过使用氩气，低温探针尖端可以达到 −187℃ 的温度，然后通过快速将氦气交换创建解冻循环，快速重新加热到 67℃。在冷冻过程中，位于探针尖端的"冰球"中间被认为是治疗最有效的区域。冷冻消融术中先进的成像技术是至关重要的，特别是 MR 测热法，其原理是在 MRI 上，由于冷冻水中没有自由的氢原子，冰球可以被看作是一个信号空洞，从而使手术医生能够确定治疗覆盖范围。

2002 年，Bahn 等报道了一项为期 7 年的前列腺冷冻外科消融术（CSAP）的大型多中心临床试验。他们的结论是，接受 CSAP 治疗的患者生存状况不如接受放疗的患者。在低、中、高危人群中，7 年生化无病生存率分别为 87%、79% 和 71%，PSA 阈值为 1.0ng/ml。在 5 年的时间点上，CSAP 导致的阳痿发生率（93%）明显高于放疗（37%～70%）。另一方面，CSAP 可以最小化肠和直肠功能紊乱，而放疗则较为严重。当 PSA 阈值为 1.0ng/ml 时，无生化无病生存率在 45%～76%，随访期间 CSAP 术后活检阳性率为 18%。Long 等进行了一项多中心回顾性研究，对 975 名选择冷冻消融术作为初始治疗方案的局限性前列腺癌患者，根据危险分层标准将其分为低危、中危、高危 3 个组，各组人数分别占 25%、34% 和 41%，中位随访时间为 24 个月。与根治性放射治疗相比，多项随机对照试验表明二者在总体生存期、疾病特异生存期、无疾病生存期上均无明显差异。历史性队列研究表明，局灶消融患者与全腺消融患者相比，肿瘤控制率相当，但在泌尿生殖功能保留方面显示出较高的优势。如果需要，可以重复进行冷冻治疗，并可用于那些不能或选择不接受手术或全腺体放疗的患者。

实施冷冻消融术应建立前列腺癌多学科协作诊治团队和会诊讨论机制，严格筛选接受前列腺冷冻消融术的患者。多学科团队应该包括放射科、超声科、麻醉科、泌尿外科、放疗科、肿瘤内科等。同时，医院还应该具备处置前列腺冷冻消融术少见但严重不良反应的能力，如直肠损伤、高龄患者心肺功能不全的处理，以保障接受前列腺癌冷冻消融术患者的基本医疗安全。

前列腺癌冷冻手术需要较多特殊的设备。首先，术前冷冻方案的选择和范围制定，以及术后手术疗效的评估，都需要特殊影像学检查，最好具备多参数磁共振（multiparametric MRI，mpMRI）和（或）超声造影检查的设备和能力，有条件的单位可采用 PSMA 标记的 PET/CT 检查；其次，需配备冷冻治疗系统（使用第三代及以上的氩氦冷冻手术系统）、相配套的超声影像实时监测系统、尿道保护装置和测温探针等；最后，还需要尿道和膀胱的检查设备，如膀胱软镜和影像采集系统，或输尿管软镜，以及处理少见泌尿系损伤或出血的泌尿外科腔内设备。

**（一）适应证**

冷冻消融术是临床局限性前列腺癌患者除根治性手术或放疗以外的可选择治愈性治疗方案。参照国内外指南，推荐最佳适应证为：①低危前列腺癌；②由于肥胖等其他原因不适合行放疗或外科手术治疗的中危前列腺癌；③前列腺体积最好 ≤ 40ml，如前列腺体积 > 40ml，建议先行新辅助内分泌治疗使腺体缩小；④除临床试验外，不推荐对高危局限性前列腺癌患者进行冷冻治疗。对于某些对标准治疗方案存在顾虑的特定患者，可在充分沟通且医患双方知情同意的前提下适当放宽适应证条件。

**（二）禁忌证**

前列腺癌冷冻消融术是一项微创手术，但相关并发症仍不可忽视。在手术前应对患者的血栓风险、阴茎勃起功能、下尿路症状、前列腺体积、有无经尿道前列腺切除术（transurethral resection of prostate，TURP）手术史等进行全面评估。存在肺血栓栓塞症危险因素、凝血功能障碍、患者健康状况不能耐受麻醉等情况，均为前列腺癌冷冻消融术的禁忌证。TURP 术后是手术的相对禁忌证。

**（三）手术操作**

前列腺癌冷冻消融术按治疗范围分为全腺体冷冻和局灶冷冻两种手术方式。局灶冷冻所致尿失禁发生率较低，对勃起功能的影响也显著低于根治性手术或放疗，但目前尚缺乏局灶冷冻疗法与主动监测或治愈性疗法长期获益对比的有力证据。因此，前列腺癌冷冻消融术首选全腺体冷冻治疗，局灶冷冻治疗可在临床试验中应用。推荐临床上前列腺癌冷冻消融术参照以下标准流程：①术前清洁灌肠，采用全身或脊髓麻醉，取截石位。②在经直肠超声引导下，根据所采用的冷冻手术系统，按术前计划，将适量冷冻探针插入前列腺内合适的位置，同时放置好温度探针，膀胱尿道镜检查确认探针位置无异常后，安装尿道保温装置。③首先快速降温，消融针会导致周围组织细胞外液和细胞内液因温度的急剧下降而形成冰晶，导致细胞坏死；之后再通入氦气以使得冻住的组织缓慢升温，如此将快速降温与缓慢升温重复 2 次至将整个肿瘤消融。④术中用 38 ～ 42℃温生理盐水经尿道保温装置持续循环。⑤术后尿管保留 1 ～ 3 周。

### （四）疗效评估

疗效评估包括临床症状和肿瘤控制两方面。推荐在术后 1 个月、3 个月、6 个月、1 年以及之后每年对患者的排尿症状、控尿功能、勃起功能及生活质量进行评估。冷冻消融术后第一次 PSA 检查应在术后 6 周至 3 个月之间进行，之后 1 年内每 3 个月检查 1 次，1 年后每 6 个月检查 1 次。生化复发的标准参考前列腺癌放疗，推荐采用 Phoenix 标准（PSA 升高的绝对值较最低值超过 2ng/ml）。建议采用磁共振作为影像学随访方法，在治疗后 6 个月和 1 年时进行检查，之后 5 年内每年检查 1 次。采用前列腺穿刺活检确诊有无局部复发，推荐超声引导下 12 针前列腺系统穿刺联合磁共振可疑部位靶向穿刺活检，建议在生化复发或影像学检查异常时再行穿刺活检。

### （五）常见并发症

首先是穿刺过程中出现尿道出血，多提示探针损伤了尿道。对于会阴部穿刺点出血，多数情况下通过局部压迫可止血。术后拔除导尿管后，可能出现尿潴留，必要时可以重新留置导尿管。对于反复发生尿潴留的患者，应行尿道膀胱镜检查，以排除反复尿潴留是否与尿道腐肉形成有关。会阴部肿胀较常见，与前列腺腺体肿胀导致血液及淋巴回流障碍，以及会阴部穿刺部位渗血有关。一般发生在冷冻手术后 1 周内，2 周左右可以缓解。勃起功能障碍在全腺体冷冻消融术中的发生率达 80% 左右，在局灶冷冻消融术中的发生率较低，主要原因是神经血管束损伤。尽管可行阴茎康复治疗，但往往效果不佳。尿道直肠瘘的发生率为 0 ～ 3%，在挽救性冷冻消融术中更易发生，因手术中损伤直肠导致。术后早期或术后数月内，一般术后 1 个月内出现水样泻、气尿或粪尿提示尿道直肠瘘可能。尿道造影或 CT 扫描可明确诊断和定位。可以先尝试留置导尿管的保守治疗。

相对于前列腺癌根治手术或根治性放疗，前列腺癌冷冻消融术的临床应用时间较短，缺乏长期疗效的临床资料。目前，大多数指南将其视为试验性的前列腺癌局部治疗方法。随着临床资料的积累及长期随访结果证实其远期疗效，前列腺癌冷冻消融术有望成为前列腺癌的常规治疗方法。

## 五、聚焦激光消融

聚焦激光消融（FLA）是一种利用高能激光快速加热靶组织以产生凝固的热消融技术，该技术于 1982 年首次尝试使用。2010 年左右，MRI 引导下的 FLA 已在 1.5T 犬模型和 3.0T 人类尸体模型上进行了研究，两者均证实了其可行性。随后，两名患者成功接受了 MRI 引导的 FLA 治疗，且均通过 MR 测热仪进行监测；MRI 引导的另一个好处是也可应用于冷冻消融术。2013 年，两项关于 MRI 引导下 FLA 的 I 期研究结果得到了进一步验证。9 例患者在 FLA 治疗 6 个月后，其中 7 例在消融部位未出现癌症迹象，而 2 例出现了低风险疾病的复发。Lindner 等报道了几乎相同的结果（75% 的靶向肿瘤消融率）。在另一项研究中，38 名男性接受了 MRI 引导的 FLA 治疗（使用 MR 热测量进行监测），一年的随访后显示出最小的并发症。然而，最令人担忧的结果是，在这些接受 MRI 引导的 FLA 治疗的患者中，有 26% 在 4 个月的随访中于消融区域以外的部位活检呈阳性。

## 六、不可逆电穿孔

不可逆电穿孔（irreversible electroporation，IRE）是一种非冷/热消融技术，它通过在肿瘤区域应用微小消融电极释放一系列高压低频脉冲，在细胞膜上形成不可逆的穿孔，使细胞内外物质自由流动，从而导致细胞内物质紊乱，进而引发细胞凋亡。IRE 能导致肿瘤坏死，且对主要的血管、神经血管束、尿道、直肠、神经等结构无损伤，不会限制消融的范围。因此，这是一种具有推广潜力的治疗方法。

2013 年 6 月，FDA 批准了用于前列腺癌的纳米刀装置的研究豁免。随后，使用 MRI 进行消融术后的随访评估。对于 IRE 是否可以作为前列腺癌局灶性治疗的有效选择，目前尚未达成共识。

### （一）手术流程

为了避免高强度电脉冲引起的不良反应，需要注意：①为预防严重的肌肉收缩，IRE 治疗需要气管插管全身麻醉并达到完全的肌肉松弛；②电脉冲会潜在地导致心律失常，其严重程度是根据消融部位与心脏的距离而决定的。因此，脉冲的节律需与心电节律同步。NanoKnife 系统平台上有一个协同装置可确保这种同步。前列腺癌 IRE 在国外主要作为一个日间手术开展。患者全身麻醉并达到肌肉完全松弛后，首先取截石位消毒铺巾，留置导尿管并排空尿液，注射 50ml 无菌水。通过经会阴或直肠超声引导置入 19G 消融电极（angiodynamics，queensbury，NY，USA）。电极与前列腺邻近主要结构的距离必须大于 5mm，电极之间的距离必须在 15 ～ 20mm。根据肿瘤大小决定电极针尖暴露范围，为 15 ～ 20mm。通过超声明确电极位置后，设置电场强度，NanoKnife 系统开始根据置入的电极数量、间距和针尖暴露情况计算消融的电流情况。为达到肿瘤的完全消融并减少发热损伤，理想的电流范围是 20 ～ 40A。术后根据情况留置导尿管 3 ～ 5 天。

### （二）临床前研究

根据 IRE 的工作原理，其具有潜在的不损伤结缔组织和邻近重要结构的特点，例如神经血管束、血管等。因此，IRE 相比其他的局部消融方法更适合前列腺肿瘤的消融治疗。2007 年，Onik 等在狗的前列腺肿瘤中做了研究，结果显示消融区组织完全坏死，消融区与非消融区界限清晰。尿道、血管、直肠和神经等虽然暴露于高电场中，但结构没有损伤。2013 年，Kim 等应用大鼠前列腺癌模型做 IRE 消融，后续再取活检及进行 MR 扫描观察。结果显示消融组织出现中心区及外周区且界限明显。中心区出现明显凋亡并且在消融后 24 小时达高峰，此后逐渐减低。减低原因可能是凋亡细胞自然降解或被吞噬。MR 检查结果与活检结果相同。值得注意的是，IRE 引起的热效应可以通过计算电脉冲量等控制，这是消融中独特的优势。而且，冷/热消融等局部消融方案存在热吸除效应。例如，当靠近主要大血管、尿道等位置消融时，热吸除效应会导致难以精确控制肿瘤的消融范围。肿瘤多重消融后的病理组织分析提示，在消融区和非消融区间有一个过渡区，而 IRE 治疗后消融区和非消融区间的界限清楚，为目标肿瘤的精确消融提供了可能。

IRE 消融具有如下特点：①高组织选择性，治疗区内的重要结构损伤小；②消融区与未消融区之间界限清晰；③无热吸出效应，无热损伤；④治疗时间短；⑤实时监测治疗变化。

### （三）适应证及禁忌证

做好术前评估对于肿瘤的治疗意义重大，并且是完全消融肿瘤的基础。适应证：①病理确诊的前列腺癌；②前列腺区域外无其他转移；③病理分期为 T1 ～ T3aN0M0；④血清 PSA ≤ 15ng/ml；⑤期望寿命大于 10 年。禁忌证：①严重心肺功能障碍或心律失常；②凝血功能障碍；③不适合麻醉的患者；④安装有起搏器；⑤尿道内有金属支架。

### （四）疗效评价

患者疗效评价一般通过术后的随访及复查进行。主要评估指标包括术后并发症、血清 PSA 水平、多参数 MR 及术后前列腺活检等。并发症采用 Clavien-Dindo 分级系统评估，主要包括血尿、排尿困难、尿道狭窄、尿潴留、尿失禁、尿道感染等。血清 PSA 水平方面，术后第 1 年每 3 个月进行 1 次 PSA 检查，包括总 PSA 及游离 PSA。多参数 MRI（mpMRI）：术后一周行增强 MR 检查以明确肿瘤消融范围及坏死情况，术后 6 个月行 mpMRI 检查（包含动态增强扫描、弥散加权成像）。术后前列腺活检包括经会阴模板引导活检（TTMB）、经直肠超声引导活检等，用于评估组织病理上的效果。

### （五）并发症

目前 IRE 治疗引起的并发症较少，且大多数经短暂治疗后可恢复，主要表现为短暂的血尿、排尿困难、尿潴留、尿失禁及术后感染等。Valerio 等研究显示，术后并发症包括中度的血尿（14.7%）、排尿困难（17.6%）、拔除尿管困难（5.8%）和尿道感染（14.7%）。术后随访 6 个月未见明显并发症。Vanden Bos 等报道，在中短期的随访中，只有少数患者出现暂时性的不良反应，且在 1 个月内痊愈。Ting 等报道，术后 6 个月内随访的 18 例患者中，无并发症发生。Murray 等报道的 30 例病例中，有急性尿潴留（10%）、附睾炎和尿道狭窄（6%），但全部病例无直肠损伤。Tomihama 等报道了 3% 的患者有短暂的排尿困难，13% 有短暂的尿潴留，11% 有短暂的尿失禁，3% 有术后感染。IRE 治疗的近期并发症较少，相对于手术治疗，能减少患者住院时间及花费，提高患者术后生活质量及治疗满意度。

IRE 消融治疗作为一种新的局部消融方法，在前列腺癌治疗上具有广阔的前景。特别是针对主要的血管、神经血管束、尿道、直肠等都没有损伤，不会限制消融的范围。目前动物实验及临床研究提示，中短期效果明显，近期并发症少，对前列腺周围组织损伤小，能保存男性勃起功能等特征。但目前缺乏大型临床对比试验，限制其临床推广。进一步的随机对照研究能更进一步证实 IRE 消融治疗的疗效。因此，欧洲泌尿外科协会临床研究协作组（the Clinical Research Office of the Endourological Society，CROES）正在全世界范围内召集 10 个临床研究中心，进行前列腺癌 IRE 消融治疗的第一个随机对照试验。

## 七、光动力

光动力疗法（photodynamic therapy，PDT），是近年来新兴的以血管为靶向的治疗方法，目前临床上在皮肤科等科室已得到较广泛的应用。光动力疗法通常只需要两步即可完成治疗：第一步，通过口服或者静脉注射的方式使光敏剂被人体吸收至感兴趣区域；第二步，向感兴趣区域插入光纤，通常为发射特定波长的可见光或近红外光，照射一定时间即可将靶区消融。局限性前列腺癌的局部治疗原则是减少消融对海绵体神经的损伤，从而降低勃起功能障碍的发生率。血管靶向光动力疗法（V-PDT）可以充分地保存前列腺血管神经束，从而使性功能得以最大限度地保留。光动力疗法（PDT）的临床应用主要分为肿瘤靶向光动力疗法（PDT）、V-PDT 和抗菌光动力疗法（aPDT）。

V-PDT 作为一种控制局限性前列腺癌发展的局部治疗方案，有学者开展了经动脉给药的光动力治疗前列腺癌犬的在体试验，结果显示术后仅有一过性尿潴留，而不会发生 PDT 治疗后常发生的尿失禁或瘘，且病灶消融体积更完全。

有报道显示对局限性低危前列腺癌的血管靶向光动力治疗和主动监测进行了对比。这项研究于 2011 年 3 月至 2013 年 4 月在欧洲 10 个国家的 47 家中心医院进行。将评分为 3 分的 413 例局限性低危前列腺癌患者等比随机分配到治疗组与对照组中，其中对照组 207 例，治疗组 206 例。在治疗组中，先将光敏剂（padeliporfin）注入患者体内，再将光纤通过人体自然通道插入肿瘤部位，在红光激发下产生一系列复杂的光动力反应，从而杀死肿瘤并保留正常的部分前列腺组织。中位随访时长为 24 个月，在第 24 个月时，治疗组和对照组出现癌症进展的患者比例分别为 28% 和 58%。其中，治疗组中有 49% 的患者获得了完全有效，即阴性的前列腺活检结果。最多发的 3 ～ 4 级不良事件是前列腺炎，血管靶向光动力治疗组有 3 例（2%），主动监测组有 1 例（< 1%）；发生急性尿潴留的患者中，血管靶向光动力治疗组有 3 例（2%），而主动监测组仅 1 例（< 1%）；发生勃起功能障碍的患者中，血管靶向光动力治疗组有 2 例（1%），主动监测组有 3 例（1%）。血管靶向光动力治疗组最多发的严重不良事件是尿潴留，有 15 例患者出现了不同程度的尿潴留，其中 3 例病情严重。所有患者均在 2 个月内排尿功能恢复正常。

在与前列腺癌根治性治疗的比较中，V-PDT 治疗也显示出了巨大的优势。Resnick 等进行的一项包含 1655 例局限性前列腺癌患者的队列研究表明，尽管 RT 能够有效清除病灶，但其术后在相关泌尿系功能障碍方面带来的不良反应很常见，其中 24% ～ 90% 的患者发生勃起功能障碍，小便失禁的患者占 2% ～ 72%，还有 2% ～ 15% 的患者出现直肠毒性症状。而 V-PDT 治疗组的术后并发症发生率明显低于 RT。Azzouzi 等利用帕利泊芬作为光敏剂，在一项随机对照开放性 3 期试验中，将 413 名初诊为低危局限性前列腺癌的患者随机分为光动力疗法组与观察治疗组，所有患者之前均未接受过任何治疗。结果显示，光动力疗法组进展为中危或高危组的人数显著低于观察治疗组（28% 比 58%，校正危险比 0.34，95% 置信区间 0.24 ～ 0.46，$P < 0.000\,1$）。24 个月后再次进行穿刺活检，光动力疗法组的阴性率显著高于观察治疗组。

## （一）各型光敏剂的研究和应用状况

光动力治疗的原理涉及光敏剂、光和氧分子这三种物质。首先，光敏剂注入体内后特异性地汇聚在病变组织周边，然后使用适当的光源照射特定病变组织。光敏剂在吸收了足够能量后将从基态跃迁为激发态，激发态的光敏剂把能量传递给病变组织细胞周围的氧分子，进而产生一系列复杂的光化学反应，产生大量的活性氧物质。这些物质的强氧化性可与周围细胞发生氧化还原反应，引起病变细胞凋亡和坏死。光敏剂的选择在治疗中显得格外重要，绝大部分为卟啉的衍生物，因为卟啉可以有效地吸收可见光波长的光。光敏剂受激发可使细胞内线粒体和周围膜内自由基产生光化学反应，导致局部血管组织损伤，从而起到破坏肿瘤组织尤其是其血管的作用。新出现的光敏剂，如 S- 氨基乙酰丙酸（ALA）或其酯化形式甲基氨基乙酰丙酸甲酯（MAL），可更快达到兴趣区域的吸收峰，且能够最大程度吸收特定波长的可见光。而针对深藏体内的器官，帕利泊芬显示出较好的应用前景。

### （二）存在的问题和风险

由于光敏剂对肿瘤组织的识别是通过肿瘤周围丰富的新生血管来进行的，因此对于一些尚未形成或营养血管不够丰富的肿瘤，光敏剂并不能正确地识别，且可能会在正常的血管丰富的组织中错误地聚集，造成肿瘤组织清除不彻底或误伤正常组织。此外，对于一些代谢功能差或肝肾衰竭的患者，光敏剂的代谢困难，从而延长住院时间。对光敏剂过敏的患者亦无法进行 V-PDT 治疗。据现有文献报道，国内外现已批准了多种光敏剂进入临床应用或临床试验，这些光敏剂以其分子结构可分为卟啉类、二氢卟吩类和酞菁类。

光动力治疗的特殊性使得光照对皮肤的损伤不可避免，可能会带来不同程度的皮肤损伤。尽管光动力治疗的效果比主动监测好，但其不良事件发生率与主动监测相比也有所增加。尽管泌尿生殖系统的解剖结构和疾病的自限性使得大多数的不良事件是可控的，但有研究表明，光动力疗法最为常见的并发症为前列腺炎（2%），其次为急性尿潴留（2%）和性功能障碍（1%）。

综上所述，近年来 V-PDT 治疗早期癌症的临床应用与研究发展迅速。规模化的临床研究及新型光敏剂的各期临床试验，以及已经用于临床的光敏剂新适应证的临床试验，正在多个国家的临床研究中心开展。这是有效、客观地评价 V-PDT 疗效和进一步规范其临床适应证的重要保障。

尽管 PDT 尚未成为器官局限性前列腺癌治疗的常规治疗，但它具有潜力。为了使其成为局限性前列腺癌的标准治疗方案，我们需要基于临床实践反馈及规范治疗的数据来确立标准方案。鉴于目前局限性前列腺癌的患者仍倾向于选择主动监测作为首选方案，PDT 疗法的应用和推广仍然任重道远。

## 八、前列腺动脉化疗栓塞术

虽然栓塞技术，特别是经动脉化疗栓塞，被常规用于其他恶性肿瘤实体，如肝细胞癌，但 PAE 并不代表前列腺癌（PCa）的既定治疗方法。然而，越来越多的研究正在探索 PAE 在局限性和晚期前列腺癌治疗中的作用，以及作为放疗前（RT）的新辅助治疗的可能性。PAE 用于治疗并发局限性前列腺癌患者的 LUTS。

一项回顾性、单中心研究调查了 21 例中度 LUTS/BPO 并发局限性 PCa 患者的 PAE 治疗效果，以评估临床技术成功率及短期肿瘤进展情况。第 6 周时，85% 的患者取得了临床成功；第 12 周时，中位 IPSS 降低和生活质量改善具有统计学意义。在第 6 周和第 12 周时，磁共振成像（MRI）未显示任何肿瘤进展的迹象，与介入前水平相比，中位 PSA 降低也显著。然而，17 例患者计划接受最终的放疗，其中 13 例在 PAE 前接受了雄激素剥夺治疗。因此，PAE 的单独效应尚不清楚。尽管如此，作者提供了早期证据，表明 PAE 在改善男性 LUTS 的同时，对于并发局限性前列腺癌的患者，在放疗前可能没有疾病进展的风险。

一项前瞻性的概念验证试验旨在基于全前列腺标本的组织学评估，来评估 PAE 对前列腺癌的影响。12 例局限性前列腺癌患者计划接受机器人辅助根治性前列腺切除术（RARP），在手术前 6 周接受了 PAE 治疗。对前列腺标本进行了检查，并根据国际泌尿病理学学会和 TRGs 的定义采用了标准化分类方法。切除前列腺的组织病理学检查显示，2 例肿瘤完全坏死（TRG 1），5 例反应较弱，其他 5 例无反应（TRG 3）。在 12 例患者中，有 8 例可以在 PAE 术后 6 周通过 MRI 预测病理 TRG。研究表明，部分 PCa 可以通过 PAE 治愈，且对缺血没有抵抗力。然而，PAE 的缺点是坏死主要发生在移行带，而大多数前列腺癌位于周围腺体。

PAE 联合放疗回顾性研究评估了 5 例重度 LUTS/BPO 并发局部前列腺癌患者接受 PAE 治疗后的 EBRT 效果，旨在探讨 EBRT 之前 PAE 是否会减少症状，并确定其是否能降低对危险器官的辐射剂量风险。分析结果显示，PAE 后平均前列腺体积（PV）减少了 23.1%。通过计算 PAE 前后的 EBRT 计划，比较了对危险器官的剂量。研究发现，在 PAE 后的计划中，对危险器官的剂量显著减少了 39.8%。所有患者经 PAE 和 EBRT 治疗后均未出现生化失败。IPSS 在 PAE 术后 3 个月出现明显下降。未报道任何需要治疗的副作用。另一项回顾性研究调查了 9 名患有难治性辐射诱导的慢性前列腺炎 / 慢性盆腔疼痛综合征的男性，以确定 PAE 是否能为该人群带来临床改善。临床疗效定义为 PAE 后 6 周或 12 周生活质量的改善或慢性前列腺炎症状指数或 IPSS 至少一个类别的改善。在 PAE 后的第 6 周和第 12 周，88.8% 的患者获得了临床成功。2 例患者在干预后成功摆脱了导管依赖。未发生重大的 PAE 相关并发症。

局部前列腺癌患者的前列腺动脉化疗栓塞治疗：一项前瞻性研究评估了 20 名局限性前列腺癌男性在接受前列腺动脉化疗栓塞术（PACE）时使用多西他赛的效果。终点是生化成功（无既往史的患者在 1 个月时 PSA 值 < 2ng/ml）和生化复发（生化成功后 PSA 增加 > 2ng/ml）。如果复发发生在 1 ~ 12 个月，中期发生在 12 ~ 18 个月，则考虑为短期生化复发。在 16 例手术成功的患者中，13 例（81.3%）达到生化成功，PACE 术后 1 个月 PSA 下降具有统计学意义。在前 3 个月内，报告了 3 例生化失败和 1 例生化复发。因此，16 例患者中有 12 例（75%）获得了短期生化成功。10 例患者（62.5%）在 2 例最初生化失败后通过重复使用 PACE 达到了生化成功。中期反应患者的 PV 和 PSA 水平下降具有统计学意义。

## 第四节　内分泌治疗

### 一、雄激素剥夺治疗

雄激素剥夺治疗（androgen-depri-vation therapy，ADT）是各种联合治疗方案的基础，常需贯穿患者系统化治疗的始终。任何去除雄激素和抑制雄激素活性的治疗方法统称为 ADT，也称前列腺癌的内分泌治疗。ADT 治疗包括手术去势和药物去势（LHRH 激动剂或 LHRH 拮抗剂）两种方式，常规以药物去势治疗为主。雄激素剥夺治疗（ADT）可使血清睾酮降至去势水平，是去势敏感性前列腺癌患者（HSPC）初始全身性治疗的关键（无论是否转移）；或者作为新辅助 / 辅助治疗联合放疗，用于治疗局限性或局部晚期前列腺癌；以及序贯 / 联合化疗用于治疗去势抵抗性前列腺癌（CRPC）。前列腺癌去势治疗机制见图 2-19。

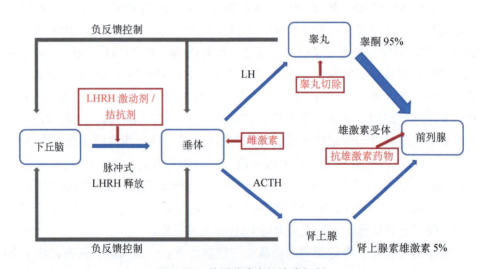

**图 2-19　前列腺癌去势治疗机制**
ACTH. 促肾上腺皮质激素；LH. 黄体生成素；LHRH. 促黄体生成素释放激素

### （一）去势水平

目前的去势标准定义为血清睾酮水平 < 50ng/dl（1.7nmol/L）。目前的检测方法可测得手术去势后的平均睾酮为 15ng/dl。鉴于目前许多临床试验均以睾酮水平 < 50ng/dl 作为达到去势水平的标准，因此国内外指南建议沿用此标准。

### （二）手术去势治疗

1.双侧睾丸切除术是一种操作简单、成本较低、副作用相对较小的手术方式，可以通过局部或全身麻醉完成。

2.手术后血清睾酮水平快速下降，通常在 12 小时以内，患者睾酮可达到去势水平。当患者病情需要尽快降低睾酮（例如，即将发生脊髓压迫）或者当药物去势在经济、患者依从性方面存在困难时，双侧睾丸切除术是一种合适的选择。

3.手术去势可能会给患者带来负面的身心影响。通过改进睾丸切除术（置入睾丸假体和包膜下睾丸切除术）维持阴囊外观，降低影响。

### （三）药物去势治疗

1.原理　通过影响下丘脑 - 垂体 - 性腺轴，减少睾丸产生的雄激素。

2.常用药物　包括促黄体生成素释放激素激动剂和促黄体生成素释放激素拮抗剂。药物去势与手术去势相比，在总体生存、疾病进展控制和耐药方面无明显差异，但暂停治疗后可逆转低睾酮血症引起的症状且可避免手术切除睾丸引起的心理不适。

### （四）促黄体生成素释放激素（LHRH）激动剂

LHRH 激动剂长期暴露导致 LHRH 受体下调。

1.LHRH 激动剂：亮丙瑞林、戈舍瑞林、曲普瑞林、布舍瑞林和组氨瑞林等，是目前 ADT 的主要药物。目前尚无一级证据支持某种 LHRH 激动剂具有优越性。

2.在应用 3 ～ 4 周后，血清睾酮降至去势水平。

3.PSA 闪烁现象（PSA flare）：在开始应用 LHRH 激动剂治疗时，LHRH 激动剂与受体结合能够引起 LH 和 FSH 的释放，进而引起睾酮水平的突然上升。这种现象可能会刺激前列腺癌的生长，并引起骨痛、膀胱梗阻、梗阻性肾衰竭、脊髓压迫和高凝状态，最终导致的心血管死亡。

4.为减少 PSA 闪烁现象，在应用 LHRH 激动剂治疗初期，应与非甾体类抗雄激素药物联用 4 周。

5.LHRH 激动剂与手术去势相比，在前列腺癌患者预后方面无差异，无心理问题，停药后性腺功能减退相关的症状会有所改善，具备间歇性药物去势治疗的条件。

### （五）促黄体生成素释放激素（LHRH）拮抗剂

1.LHRH 拮抗剂与受体结合后，能迅速降低 LH、FSH 的释放，继而抑制睾酮水平。

2.无长效剂型，常用药物包括：地加瑞克（首月用量为 240mg，之后每月维持 80mg）和瑞卢戈利（relugolix，一种口服 LHRH 拮抗剂，已获得 FDA 批准用于激素敏感性 PCa)。

3. 心血管副作用小，对有基础心脏疾病或潜在心血管不良事件发生风险的患者，可以选择 LHRH 拮抗剂。

4. 无 PSA 闪烁现象，适用于存在尿路梗阻或脊髓压迫风险的患者。

**（六）抗雄激素药物**

*1. 甾体类抗雄激素药物*

（1）是羟基孕酮的人工合成衍生物，主要包括醋酸环丙孕酮、醋酸甲地孕酮、醋酸甲羟孕酮。

（2）原理：通过阻断雄激素受体和抑制雄激素合成而发挥作用。

（3）此类药物单药治疗前列腺癌临床疗效差，且存在严重的心血管毒性和肝毒性，临床上早已不推荐采用。

*2. 非甾体类抗雄激素药物（NSAA）*

（1）NSAA 与雄激素受体结合，但不会抑制雄激素的分泌。

（2）代表药物包括比卡鲁胺、氟他胺、尼鲁米特，其中比卡鲁胺的安全性和耐受性特征优于氟他胺和尼鲁米特。

（3）比卡鲁胺：雄激素阻断的剂量为 50mg/d，单药治疗剂量为 150mg/d。主要副作用是男性乳房发育和乳房疼痛。

（4）氟他胺：推荐剂量为 750mg/d，不良反应包括腹泻、恶心和呕吐。肝毒性不常见但严重，需监测肝功能。

**（七）新型雄激素受体途径抑制剂（ARPis）**

1. 阿比特龙是一种雄激素生物合成抑制剂，可通过抑制雄激素合成中的关键酶 P450c17（cytochrome P450c17，CYP17A1）从而降低雄激素水平。CYP17A1 具有 $17\alpha$- 羟化酶和 17,20- 裂解酶活性，可抑制雄激素合成（包括睾丸、前列腺肿瘤细胞和肾上腺雄激素的合成），具有强大的限制激活 AR 的能力。新型内分泌药物作用机制见图 2-20。

2. 达罗他胺、恩扎卢胺、阿帕他胺、瑞维鲁胺为雄激素受体拮抗剂，它们与男性性器官细胞核的雄激素受体结合单元结合，形成拮抗物，竞争性抑制双氢睾酮，从而阻断细胞对雄激素的摄取利用，阻止雄激素依赖前列腺癌细胞的增长。同时也竞争性抑制雄激素对下丘脑的负反馈作用。

3. 与传统内分泌治疗药物不同，新型内分泌治疗药物具有三方面特点：①抑制雄激素与雄激素受体 AR 的结合；②抑制活化的雄激素受体 AR 向细胞核转运；③抑制雄激素受体介导的转录。

4. 阿比特龙常见不良反应为转氨酶升高、高血压、低钾血症、体液潴留等。恩扎卢胺常见不良反应为疲劳、高血压、腹泻、潮热、头痛及癫痫。阿帕他胺常见不良反应为乏力、高血压、皮疹、甲状腺功能减退等。达罗他胺常见不良反应为疲劳 / 虚弱状态、高血压、跌倒、认知障碍、记忆障碍等。

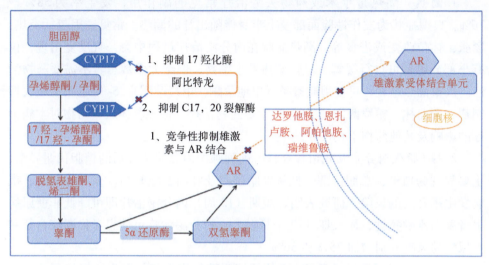

图 2-20　新型内分泌药物作用机制

### （八）转移性前列腺癌（mPCa）

转移性前列腺癌分为"高瘤负荷"和"低瘤负荷"。高瘤负荷的定义是出现内脏转移，或者骨转移数量达到 4 个及以上（当然其中一个在脊柱或骨盆以外）。低瘤负荷是指无内脏转移，且骨转移数量在 3 个及以下。

### （九）去势抵抗性前列腺癌（CRPC）

CRPC 是指睾酮达到去势水平后（＜ 50ng/dl 或 1.7nmol/L），出现以下情况之一：① PSA ＞ 1ng/ml，间隔 1 周连续 2 次 PSA 上升，且 2 次升高均在 PSA 低点的 50% 以上；②影像学进展：骨扫描或 CT/MRI 扫描显示新病灶。单纯症状上进展不能够诊断为 CRPC，需要进一步的评估。诊断 CRPC 的关键两点：①睾酮是否达到去势水平；②达到去势水平后，疾病是否持续进展。

### （十）内分泌治疗前检查

建议行骨质密度测定以了解患者骨质基线水平，并在治疗后每 1 ～ 2 年进行骨质变化监测。建议适当进行体育锻炼，戒烟（酒），并补充钙剂和维生素 D 以防骨质疏松。推荐采用 WHO 的 FRAX 量表评价骨折风险，并建议骨折风险高的患者（＞ 3%）在内分泌治疗的同时联合唑来膦酸或地诺单抗治疗，以防治骨质疏松骨折的发生；若以预防或纠正骨质疏松为目的使用唑来膦酸，推荐每6 ～ 12 个月输注 1 次即可；若以延缓骨不良相关事件为治疗目的使用唑来膦酸，推荐每月输注 1 次标准剂量，并建议用药前评估下颌骨坏死风险和肾小球滤过功能，以保证患者安全。

**（十一）内分泌治疗常见不良反应**

1.**潮热**  潮热是手术或药物去势治疗常见的副作用，发生率为58%～76%。典型症状为发作性脸面部及上半身伴随出汗的潮热。常见诱因包括炎热、紧张、体位改变或进食等。潮热症状在内分泌治疗过程中会一直反复出现，仅有小部分患者可自行缓解。尽管潮热发生率高，但绝大多数患者不需要药物治疗。严重潮热患者，可使用激素类（甲地孕酮、甲羟孕酮）、5-羟色胺重吸收抑制剂（舍曲林、帕罗西汀）、加巴喷丁等药物治疗。但需警惕这些药物对本病治疗的影响及其他药物不良反应。

2.**糖/脂代谢异常及代谢综合征**  前列腺癌内分泌治疗后的糖脂代谢异常，主要表现为血糖、总胆固醇、低密度脂蛋白及甘油三酯升高，存在心脑血管疾病发生率升高的风险。研究表明，短期（12周）内分泌治疗即可降低非糖尿病患者胰岛素敏感性，而长期（12个月以上）内分泌治疗可使患者代谢综合征和糖尿病的风险分别增加75%和56%。

3.**贫血**  睾酮通过下丘脑-垂体反馈系统促进促红细胞生成素的释放，并激活造血干细胞促进骨髓造血。内分泌治疗后，90%的前列腺癌患者会出现不同程度的贫血，但绝大多数患者不需要处理。然而，前列腺癌伴有严重贫血患者的死亡危险性则高达47%。因此，在内分泌治疗的同时，仍然需要关注患者的贫血情况。

4.**乏力、肌肉萎缩及活动障碍**  在长期内分泌治疗过程中，乏力的发生率高达43%。这可能与机体肌肉量减少、脂肪增加，同时合并疼痛和抑郁等原因有关。改善乏力的唯一办法是在充分进行心理疏导的基础上，鼓励患者参加体育锻炼。锻炼形式主要包括：在专业人士指导下，根据患者心血管功能情况进行抗阻训练结合有氧训练（2～3次/周，连续12周）；患者自行完成包括行走、慢跑、拉伸及轻度抗阻运动（3～5次/周，连续16周）。

5.**心（脑）血管不良事件**  心（脑）血管不良事件主要包括心肌梗死、心律失常、缺血性心脏病、心力衰竭及卒中等。目前，心（脑）血管事件已成为前列腺癌患者的第二大死因。去势治疗可能通过直接影响心肌细胞钙离子交换和心肌收缩力，或间接通过降低雄激素水平导致高胰岛素血症、胰岛素抵抗、高血压、异常脂代谢等机制，诱导心（脑）血管疾病的发生。针对没有合并心血管基础疾病的患者，在接受内分泌治疗期间，建议调节饮食和锻炼以控制体重和体重指数；戒烟；高血压患者需同时控制血压；定期监测血糖和血脂变化，早期发现糖尿病并采取适当治疗。对于合并心血管基础疾病者，应根据美国心血管协会指南，建议患者采取调节饮食、减少饱和脂肪及胆固醇摄入、控制体重、戒烟，并积极控制高血压，使用低剂量阿司匹林等综合防治措施。

6. **性功能异常**　采用内分泌治疗后，血清睾酮水平下降，导致患者性欲下降、勃起功能障碍及乳房发育等十分常见。

7. **身心（精神）改变**　患者在接受内分泌治疗后可出现抑郁、紧张、焦虑、疲倦、易怒等情绪状态，绝大部分可在停药后恢复至基线水平。

8. **水肿**　内分泌治疗引起的水肿十分常见，通常始于下肢并可能发展至全身，停药后多可缓解。应重视患者血压、血清钾和体液潴留的监测，特别是对于存在充血性心力衰竭等重大风险的患者，应增加监测频率。水肿的主要治疗手段是及时合理使用利尿剂。

9. **肝功能异常**　除甾体类抗雄药物醋酸环丙孕酮和非甾体类药物氟他胺肝毒性发生率较高外，其他内分泌治疗药物仅有偶发肝功能损害的报道，且没有报道显示内分泌治疗能加重合并肝功能损害。当胆红素高于 1 倍 ULN（upper limit of normal，健康人群高限），或 AST/ALT > 1.5 倍 ULN 且 ALP > 2.5 倍 ULN 时，应尽量避免或谨慎使用具有肝毒性的内分泌治疗药物。对合并肝功能异常的患者，在用药期间建议定期复查肝功能，若肝功能损害加剧，应更换内分泌治疗药物类型或终止治疗，优先考虑保肝治疗。

### （十二）前列腺癌药物去势治疗后的随访及生活质量管理

药物去势治疗后的随访策略必须根据疾病分期、既往症状、预后因素和既往治疗进行个体化调整。经药物去势治疗的前列腺癌患者应定期随访，建议药物去势治疗开始后前 6 个月每月监测 PSA 水平，待疾病稳定后可至少每 3 ~ 6 个月监测血清 PSA、睾酮水平和肝肾功能等。骨密度监测频率主要基于骨折风险来决定，骨折高危患者一般推荐给予骨保护剂，并每 1 ~ 2 年复查骨密度。而对于药物不良反应的监测，其随访频率应更高，至少每 1 ~ 3 个月随访 1 次。

## 二、局限性前列腺癌内分泌治疗的药物选择

### （一）新辅助内分泌治疗

1. 新辅助治疗可有效降低术前肿瘤分期并降低手术切缘阳性率，虽然目前尚无证据表明患者可因此有生存预后获益，但新辅助治疗改善了局部瘤控，降低了根治性手术的难度，为根治性手术提供了机会与可能。治疗时间一般为 3 ~ 6 个月，甚至更长时间。

2. 主要包括新辅助内分泌治疗（NHT）及新辅助内分泌治疗联合化疗（NCHT）等。

3. NHT 主要包括传统雄激素剥夺治疗（ADT）和新型内分泌药物治疗。NHT 药物包括 LHRH 激动剂（戈舍瑞林、曲普瑞林和亮丙瑞林）或 LHRH 拮

抗剂，可联合比卡鲁胺进行治疗，具体给药剂量需根据药物规格和给药方式决定。28 天为 1 个治疗周期，通常治疗 3 ~ 6 个周期。目前临床上常用的新型内分泌治疗药物包括阿比特龙、恩扎卢胺、阿帕他胺等。阿比特龙是最早应用于新辅助治疗的新型内分泌治疗药物，在中高危前列腺癌患者中，阿比特龙联合 LHRH-a 治疗较单用 LHRH-a 治疗能更加有效地减少微小残留病变（minimal residual disease，MRD），并显著提高病理学完全缓解（pathologic complete response，pCR）。针对高危前列腺癌患者，一项随机对照研究对比了单用亮丙瑞林与阿比特龙联合亮丙瑞林的治疗效果，结果显示，在经过 3 个月的治疗后行 RP，术后病理显示阿比特龙联合亮丙瑞林治疗能有效降低肿瘤病理分期，肿瘤残余负荷更低；术后长期随访结果显示，阿比特龙联合亮丙瑞林治疗患者的 BCR 发生率更低。恩扎卢胺是新型雄激素受体拮抗剂。针对中高危局部进展性前列腺癌患者，给予恩扎卢胺联合亮丙瑞林治疗 3 个月后行 RP，术后淋巴结阳性率较术前评估降低，病理缓解率显著增高。阿帕他胺作为一类新型的雄激素受体拮抗剂，有学者对其在局部进展性前列腺癌新辅助治疗的效果进行了探索。研究显示，单用阿帕他胺治疗相较于单纯手术治疗可有效降低手术切缘阳性率，阿帕他胺联合黄体生成素释放激素（LHRH）拮抗剂治疗相较于单用 LHRH 拮抗剂治疗可获得更好的病理缓解效果。

4. NCHT 主要以多西他赛联合 ADT 作为主要治疗方案。多西他赛化疗起初主要应用于转移性激素抵抗性前列腺癌，随后不断拓展应用于前列腺癌治疗的各个阶段。目前认为以多西他赛为基础的 NCHT 方案对改善肿瘤预后具有重要的潜在价值。用法：多西他赛 75mg/m²，静脉滴注，第 1 天；泼尼松 5mg，口服，每天 2 次，第 1 ~ 21 天，如存在禁忌证或无化疗不良反应可不服用；21 天为 1 个周期，通常治疗 6 个周期。

5. 局部中高危前列腺癌可使用 NHT；高危伴局部转移的前列腺癌可使用新辅助新型内分泌治疗；目前，针对局部高危前列腺癌的新辅助化疗仅限于在临床试验中开展，治疗前应充分评估患者有无多西他赛使用禁忌证。

（二）辅助内分泌治疗

1. 高危前列腺癌单行手术治疗难以完全控制疾病进展，肿瘤复发率高。术后辅助治疗包括内分泌治疗和（或）放疗，旨在消灭术后瘤床的残余病灶、残余阳性淋巴结及其他部位的微小转移灶，提高患者的长期生存率。

2. 即刻辅助内分泌治疗较延迟内分泌治疗能够显著改善 pN1 期患者的 OS 率。一项前瞻性研究纳入 481 例（Gleason 评分 ≥ 8；pT3 ~ T4 期，pN+ 期）接受辅助内分泌治疗的高危前列腺癌患者，平均随访 11.2 年，10 年 OS 率为 87%，无病生存期（DFS）为 72%。另一项回顾性研究分析了 372 例接受术后辅助内分泌治疗的患者，其中 160 例为 pT3b 期患者，其 5 年和 10 年的无生化进展生存率分别为 80.91% 和 62.68%；64 例为 pT4 期患者，其 5 年和 10 年的无生化进展生存率分别为 68.82% 和 49.78%。因此，建议对高危前列腺癌患者根治术后即刻行长期辅助内分泌治疗。在 ADT 选择方案用于临床局限性疾病的新辅助、同步和（或）辅助 ADT 的情况下，可以加用 EBRT（2B 类）。

3. 推荐放疗联合 ADT 辅助治疗 pN1 期前列腺癌：在一项回顾性多中心队列研究中，对于接受 RP 后的 pN1 PCa 患者，在术后 6 个月内接受持续 ADT 辅助治疗，最大限度地局部控制前列腺窝 RT 治疗似乎是有益的。患者接受局部 RT 后的生存获益与肿瘤特征高度相关。低体积淋巴结疾病（< 3 个局限性淋巴结病，LNs）、ISUP 分级为 2 ～ 5 级、pT3 ～ T4 级或 R1 的男性以及有 3 ～ 4 个阳性淋巴结的男性更有可能从术后放疗中获益，而其他亚组则没有。

4. 根治性放疗联合内分泌治疗：目前推荐低危患者行根治性放疗，不推荐联合 ADT 治疗；中危患者联合短程 ADT 治疗，治疗时间为 4 ～ 6 个月；高危及局部进展性患者联合长程 ADT 治疗，治疗时间为 2 ～ 3 年。

**（三）非转移性去势抵抗性前列腺癌（nmCRPC）内分泌治疗的药物选择（表 2-4）**

1. 非转移性 CRPC（non-metastatic CRPC，nmCRPC）指肿瘤尚未出现转移，仍局限于前列腺，但肿瘤不再对内分泌治疗产生反应。

2. 目前没有针对 nmCRPC 的标准治疗，阻止转移发生是延缓疾病进展、降低并发症发生率及延长生存期的关键。对于 PSA 倍增时间 ≤ 10 个月的患者（即高危 nmCRPC），新型雄激素受体抑制剂恩杂鲁胺、阿帕他胺和达罗他胺被批准用于这类患者的治疗。在首选方案均无效的情况下，可选择其他二线激素治疗，如第一代抗雄药物比卡鲁胺或氟他胺、第三代抗雄药物阿比特龙。对于 PSA 倍增时间 > 10 个月的患者，应进行监测或考虑其他二线激素治疗，直至检测到转移灶，然后按照 mCRPC 的指南进行进一步治疗。

3. SPARTAN 试验是一项Ⅲ期、随机、双盲、安慰剂对照的多中心研究，旨在评价阿帕他胺对前列腺特异抗原倍增时间（PSA-DT）≤ 10 个月的高危转移风险 nmCRPC 患者的疗效。受试者被随机分配到 ADT+ 阿帕他胺组或安慰剂组。研究结果显示，ADT+ 阿帕他胺治疗组的无转移生存期（MFS）达 40.5 个月，而 ADT+ 安慰剂组为 16.2 个月（HR=0.28，95%CI 0.23 ～ 0.35，$P < 0.000\ 1$），使患者发生转移的时间延后了 24 个月。终期分析显示，阿帕他胺组具有显著的总生存时间获益（73.9 个月比 59.0 个月）。

4. ARAMIS 研究中，达罗他胺组中位无进展生存期（PFS）超过了 3 年（36.8 个月），较对照组（14.8 个月）延长了近 2 年；中位无转移生存期（MFS）超过了 40 个月（40.4 个月），较对照组（18.4 个月）降低转移风险 59%。

5. PROSPER 研究是一项双盲、随机对照Ⅲ期临床研究，旨在评价恩扎卢胺或安慰剂在 nmCRPC 中的疗效。研究纳入 1401 名 nmCRPC 患者，按 2∶1 的比例随机接受恩扎卢胺或安慰剂治疗，两组均继续接受 ADT 治疗。结果显示，恩扎卢胺组的死亡率远低于安慰剂组（23% 比 49%）。恩扎卢胺组的中位无转移生存期（MFS）为 36.6 个月，而安慰剂组仅为 14.7 个月（HR=0.29，95%CI 0.24 ～ 0.35，$P < 0.001$）。与安慰剂组相比，恩扎卢胺组 OS 显著延长（67.0 个月比 56.3 个月），死亡风险大大降低（HR=0.73，95%CI 0.61 ～ 0.89，$P$=0.001）。

表 2-4　常用内分泌治疗药物用法

| 药物名称 | 用　　法 |
| --- | --- |
| 戈舍瑞林 | 3.6mg：在腹前壁皮下注射，每 28 天给药 1 次，每次 1 支<br>10.8mg：在腹前壁皮下注射，每 12 周给药 1 次，每次 1 支 |
| 亮丙瑞林 | 3.75mg：上臂、腹部、多部位皮下注射，每 4 周给药 1 次，每次 1 支<br>11.25mg 上臂、腹部、臂部多部位皮下注射，每 12 周给药 1 次，每次 1 支 |
| 曲普瑞林 | 3.75mg：肌内注射，每 4 周 1 次，每次 1 支<br>15mg：肌内注射，每 12 周给药 1 次，每次 1 支<br>22.5mg：肌内注射，每 24 周给药 1 次，每次 1 支 |
| 地加瑞克 | 80mg：皮下注射（仅腹部区域），240mg 为起始剂量（应分 2 次连续皮下注射），给药 28 天后给予每月维持剂量 80mg |
| 比卡鲁胺 | 50mg：口服，一次 50mg，每日 1 次 |
| 氟他胺 | 250mg：口服，一次 250mg，每日 3 次 |
| 阿比特龙 | 250mg：口服，1000mg，每日 1 次，与泼尼松 5mg 口服，每日 2 次联用（注意：须在餐前至少 1 小时和餐后至少 2 小时空腹服用） |
| 恩扎卢胺 | 40mg：口服，160mg，每日 1 次 |
| 阿帕他胺 | 60mg：口服，240mg，每日 1 次 |
| 达罗他胺 | 300mg：口服，600mg，每日 2 次 |
| 瑞维鲁胺 | 80mg：口服，240mg，每日 1 次 |

## 第五节　主动监测与观察等待

对于前列腺癌，我们需要关注过度诊断和治疗的问题。所有医生需审慎地根据前列腺癌患者的风险状况、年龄及健康状况，考虑是否进行主动监测或观察。

在对各种选择的风险和获益进行评估后，医生和患者的共同决策变得十分重要。

主动监测包括对疾病进程的主动动态监测，以期在发现肿瘤进展时能及时采取以根治为目的的干预措施。主动监测患者的入选标准包括：①预测寿命 10 年以上；②肿瘤分期为 cT1 或 cT2a；③ PSA ≤ 10ng/ml；④病理活检 Gleason 评分 ≤ 6；⑤阳性针数 ≤ 2；⑥每个穿刺标本中肿瘤所占比例 ≤ 50%；⑦ PSA 密度 < 0.15ng/ml/g。对于那些低肿瘤体积、低基因组风险的患者，也可考虑主动监测。主动监测的主要目的是在不影响总生存的前提下，推迟可能的治愈性治疗，从而减少治疗可能引起的不良反应。但主动监测并非完全被动，患者应进行定期随访，包括：①除非有临床指征，否则 PSA 检测不超过每 6 个月一次；②除非有临床指征，否则接受直肠指检（DRE）不超过每 12 个月一次；③除非有临床指征，否则前列腺重复活检不超过每 12 个月一次；④除非有临床指征，否则最多每 12 个月重复一次多参数磁共振成像（mpMRI）。主动监测的强度可根据患者的预期寿命和重新分类的风险进行调整。主动监测的优势在于可以使 50% ～ 68% 的符合主动监测标准的患者安全地避免至少 10 年的治疗。通过主动监测，患者可以避免不必要的根治性治疗可能带来的不良反应。在主动监测期间，患者的生活质量和正常活动受到的影响最小。对于小的、惰性的癌症进行不必要治疗的风险将会降低。但是，对于主动监测的患者，尽管风险很低（< 0.5%），疾病仍有可能进展为区域性或转移性疾病，这需要引起足够的重视。

观察等待不同于主动监测，其目的在于当前列腺癌不太可能引发死亡或显著发病时，通过避免非治愈性治疗来维持患者的生活质量。观察内容涵盖病史和体检的监测，频率不超过每 12 个月一次，直至症状出现或被认为即将出现。观察等待的入选标准涵盖：①预期寿命 ≤ 5 年的极低、低和中等风险的无症状患者。②预期寿命为 5 ～ 10 年的极低和低风险的无症状患者；同时，对于预后良好或预后不良的中等风险前列腺癌且预期寿命为 5 ～ 10 年的无症状患者，以及患有高危、极高危、区域性和转移性前列腺癌且预期寿命 ≤ 5 年的无症状患者，也可考虑进行观察等待。在观察等待期间，若患者出现症状，应对其进行评估，并考虑治疗或采取姑息对症处理。观察等待的主要优势在于患者能够避免不必要的确认性检查和根治治疗所带来的副作用。然而，在先前无症状或 PSA 未升高的情况下，采取观察等待的患者仍面临出现局部或全身症状的风险，这在临床工作中需予以关注。

（李　杰　顾腾飞　楼　建　兰　慧　陈碧正　杨宏远）

# 参 考 文 献

韩苏军, 刘飞, 中华泌尿外科杂志 邢 J. 1988-2015 年中国肿瘤登记地区前列腺癌发病趋势分析. 2022, 43(1): 5.

潘家骅, 刘家舟, 王勇, et al. 新辅助内分泌治疗联合化疗对极高危局部进展期前列腺癌疗效的多中心临床分析. 2021, 42(9): 6.

叶定伟, 中华外科杂志 朱 J. 中国前列腺癌的流行病学概述和启示. 2015, (4): 4.

BALL M W, HARRIS K T, SCHWEN Z R, et al. Pathological analysis of the prostatic anterior fat pad at radical prostatectomy: insights from a prospective series. BJU Int, 2017, 119(3): 444-8. DOI:10.1111/bju.13654.

BANDINI M, FOSSATI N, GANDAGLIA G, et al. Neoadjuvant and adjuvant treatment in high-risk prostate cancer. Expert Rev Clin Pharmacol, 2018, 11(4): 425-38. DOI:10.1080/17512433. 2018.1429265.

BEYER B, SCHLOMM T, TENNSTEDT P, et al. A feasible and time-efficient adaptation of NeuroSAFE for da Vinci robot-assisted radical prostatectomy. Eur Urol, 2014, 66(1): 138-44. DOI:10.1016/j.eururo.2013.12.014.

BILL-AXELSON A, HOLMBERG L, GARMO H, et al. Radical Prostatectomy or Watchful Waiting in Prostate Cancer-29-Year Follow-up. N Engl J Med, 2018, 379(24): 2319-29. DOI:10.1056/NEJMoa1807801.

BOLLA M, VAN POPPEL H, TOMBAL B, et al. Postoperative radiotherapy after radical prostatectomy for high-risk prostate cancer: long-term results of a randomised controlled trial (EORTC trial 22911). Lancet, 2012, 380(9858): 2018-27. DOI:10.1016/s0140-6736(12)61253-7.

BRAY F, LAVERSANNE M, SUNG H, et al. Global cancer statistics 2022: GLOBOCAN estimates of incidence and mortality worldwide for 36 cancers in 185 countries. CA Cancer J Clin, 2024, 74(3): 229-63. DOI:10.3322/caac.21834.

BRIGANTI A, BLUTE M L, EASTHAM J H, et al. Pelvic lymph node dissection in prostate cancer. Eur Urol, 2009, 55(6): 1251-65. DOI:10.1016/j.eururo.2009.03.012.

CACCIAMANI G E, MAAS M, NASSIRI N, et al. Impact of Pelvic Lymph Node Dissection and Its Extent on Perioperative Morbidity in Patients Undergoing Radical Prostatectomy for Prostate Cancer: A Comprehensive Systematic Review and Meta-analysis. Eur Urol Oncol, 2021, 4(2): 134-49. DOI:10.1016/j.euo.2021.02.001.

CAO L, YANG Z, QI L, et al. Robot-assisted and laparoscopic vs open radical prostatectomy in clinically localized prostate cancer: perioperative, functional, and oncological outcomes: A Systematic review and meta-analysis. Medicine (Baltimore), 2019, 98(22): e15770. DOI:10.1097/md.0000000000015770.

CHALOUHY C, GURRAM S, GHAVAMIAN R. Current controversies on the role of lymphadenectomy for prostate cancer. Urol Oncol, 2019, 37(3): 219-26. DOI:10.1016/ j.urolonc.2018.11.020.

CHANG J I, LAM V, PATEL M I. Preoperative Pelvic Floor Muscle Exercise and Postprostatectomy Incontinence: A Systematic Review and Meta-analysis. Eur Urol, 2016,

69(3): 460-7. DOI:10.1016/j.eururo.2015.11.004.

CHECCUCCI E, VECCIA A, FIORI C, et al. Retzius-sparing robot-assisted radical prostatectomy vs the standard approach: a systematic review and analysis of comparative outcomes. BJU Int, 2020, 125(1): 8-16. DOI:10.1111/bju.14887.

COUGHLIN G D, YAXLEY J W, CHAMBERS S K, et al. Robot-assisted laparoscopic prostatectomy versus open radical retropubic prostatectomy: 24-month outcomes from a randomised controlled study. Lancet Oncol, 2018, 19(8): 1051-60. DOI:10.1016/s1470-2045(18)30357-7.

COVAS MOSCHOVAS M, BHAT S, ONOL F F, et al. Modified Apical Dissection and Lateral Prostatic Fascia Preservation Improves Early Postoperative Functional Recovery in Robotic-assisted Laparoscopic Radical Prostatectomy: Results from a Propensity Score-matched Analysis. Eur Urol, 2020, 78(6): 875-84. DOI:10.1016/j.eururo.2020.05.041.

DESAI M M, ARON M, BERGER A, et al. Transvesical robotic radical prostatectomy. BJU Int, 2008, 102(11): 1666-9. DOI:10.1111/j.1464-410X.2008.08004.x.

DEVOS G, DEVLIES W, DE MEERLEER G, et al. Neoadjuvant hormonal therapy before radical prostatectomy in high-risk prostate cancer. Nat Rev Urol, 2021, 18(12): 739-62. DOI:10.1038/s41585-021-00514-9.

DEVOS G, TOSCO L, BALDEWIJNS M, et al. ARNEO: A Randomized Phase II Trial of Neoadjuvant Degarelix with or Without Apalutamide Prior to Radical Prostatectomy for High-risk Prostate Cancer. Eur Urol, 2023, 83(6): 508-18. DOI:10.1016/j.eururo.2022.09.009.

ENGEL J, BASTIAN P J, BAUR H, et al. Survival benefit of radical prostatectomy in lymph node-positive patients with prostate cancer. Eur Urol, 2010, 57(5): 754-61. DOI:10.1016/j.eururo.2009.12.034.

FAN S, ZHANG Z, WANG J, et al. Robot-Assisted Radical Prostatectomy Using the KangDuo Surgical Robot-01 System: A Prospective, Single-Center, Single-Arm Clinical Study. J Urol, 2022, 208(1): 119-27. DOI:10.1097/ju.0000000000002498.

FOSSATI N, WILLEMSE P M, VAN DEN BROECK T, et al. The Benefits and Harms of Different Extents of Lymph Node Dissection During Radical Prostatectomy for Prostate Cancer: A Systematic Review. Eur Urol, 2017, 72(1): 84-109. DOI:10.1016/j.eururo.2016.12.003.

HACKMAN G, TAARI K, TAMMELA T L, et al. Randomised Trial of Adjuvant Radiotherapy Following Radical Prostatectomy Versus Radical Prostatectomy Alone in Prostate Cancer Patients with Positive Margins or Extracapsular Extension. Eur Urol, 2019, 76(5): 586-95. DOI:10.1016/j.eururo.2019.07.001.

HAN B, ZHENG R, ZENG H, et al. Cancer incidence and mortality in China, 2022. J Natl Cancer Cent, 2024, 4(1): 47-53. DOI:10.1016/j.jncc.2024.01.006.

ILIC D, EVANS S M, ALLAN C A, et al. Laparoscopic and robot-assisted vs open radical prostatectomy for the treatment of localized prostate cancer: a Cochrane systematic review. BJU Int, 2018, 121(6): 845-53. DOI:10.1111/bju.14062.

JAFRI S M, NGUYEN L N, SIRLS L T. Recovery of urinary function after robotic-assisted laparoscopic prostatectomy versus radical perineal prostatectomy for early-stage prostate cancer. Int Urol Nephrol, 2018, 50(12): 2187-91. DOI:10.1007/s11255-018-2013-8.

JOHANSSON E, BILL-AXELSON A, HOLMBERG L, et al. Time, symptom burden, androgen deprivation, and self-assessed quality of life after radical prostatectomy or watchful waiting: the Randomized Scandinavian Prostate Cancer Group Study Number 4 (SPCG-4) clinical trial. Eur Urol, 2009, 55(2): 422-30. DOI:10.1016/j.eururo.2008.08.054.

KNEEBONE A, FRASER-BROWNE C, DUCHESNE G M, et al. Adjuvant radiotherapy versus early salvage radiotherapy following radical prostatectomy (TROG 08.03/ANZUP RAVES): a randomised, controlled, phase 3, non-inferiority trial. Lancet Oncol, 2020, 21(10): 1331-40. DOI:10.1016/s1470-2045(20)30456-3.

KRETSCHMER A, BUCHNER A, GRABBERT M, et al. Perioperative patient education improves long-term satisfaction rates of low-risk prostate cancer patients after radical prostatectomy. World J Urol, 2017, 35(8): 1205-12. DOI:10.1007/s00345-016-1998-9.

KUMAR S, SHELLEY M, HARRISON C, et al. Neo-adjuvant and adjuvant hormone therapy for localised and locally advanced prostate cancer. Cochrane Database Syst Rev, 2006, 2006(4): Cd006019. DOI:10.1002/14651858.CD006019.pub2.

LEDEZMA R A, NEGRON E, RAZMARIA A A, et al. Robotic-assisted pelvic lymph node dissection for prostate cancer: frequency of nodal metastases and oncological outcomes. World J Urol, 2015, 33(11): 1689-94. DOI:10.1007/s00345-015-1515-6.

LEE J, KIM H Y, GOH H J, et al. Retzius Sparing Robot-Assisted Radical Prostatectomy Conveys Early Regain of Continence over Conventional Robot-Assisted Radical Prostatectomy: A Propensity Score Matched Analysis of 1,863 Patients. J Urol, 2020, 203(1): 137-44. DOI:10.1097/ju.0000000000000461.

LENFANT L, GARISTO J, SAWCZYN G, et al. Robot-assisted Radical Prostatectomy Using Single-port Perineal Approach: Technique and Single-surgeon Matched-paired Comparative Outcomes. Eur Urol, 2021, 79(3): 384-92. DOI:10.1016/j.eururo.2020.12.013.

MENON M, DALELA D, JAMIL M, et al. Functional Recovery, Oncologic Outcomes and Postoperative Complications after Robot-Assisted Radical Prostatectomy: An Evidence-Based Analysis Comparing the Retzius Sparing and Standard Approaches. J Urol, 2018, 199(5): 1210-7. DOI:10.1016/j.juro.2017.11.115.

MENON M, TEWARI A, PEABODY J. Vattikuti Institute prostatectomy: technique. J Urol, 2003, 169(6): 2289-92. DOI:10.1097/01.ju.0000067464.53313.dd.

MESSING E M, MANOLA J, YAO J, et al. Immediate versus deferred androgen deprivation treatment in patients with node-positive prostate cancer after radical prostatectomy and pelvic lymphadenectomy. Lancet Oncol, 2006, 7(6): 472-9. DOI:10.1016/s1470-2045(06)70700-8.

MOGLIA A, GEORGIOU K, GEORGIOU E, et al. A systematic review on artificial intelligence in robot-assisted surgery. Int J Surg, 2021, 95: 106151. DOI:10.1016/j.ijsu.2021.106151.

NYBERG M, HUGOSSON J, WIKLUND P, et al. Functional and Oncologic Outcomes Between Open and Robotic Radical Prostatectomy at 24-month Follow-up in the Swedish LAPPRO Trial. Eur Urol Oncol, 2018, 1(5): 353-60. DOI:10.1016/j.euo.2018.04.012.

PAN J, CHI C, QIAN H, et al. Neoadjuvant chemohormonal therapy combined with radical prostatectomy and extended PLND for very high risk locally advanced prostate cancer: A retrospective comparative study. Urol Oncol, 2019, 37(12): 991-8. DOI:10.1016/j.urolonc.2019.07.009.

PARKER C C, CLARKE N W, COOK A D, et al. Timing of radiotherapy after radical prostatectomy (RADICALS-RT): a randomised, controlled phase 3 trial. Lancet, 2020, 396(10260): 1413-21. DOI:10.1016/s0140-6736(20)31553-1.

PATEL V R, SIVARAMAN A, COELHO R F, et al. Pentafecta: a new concept for reporting outcomes of robot-assisted laparoscopic radical prostatectomy. Eur Urol, 2011, 59(5): 702-7. DOI:10.1016/j.eururo.2011.01.032.

PHUKAN C, MCLEAN A, NAMBIAR A, et al. Retzius sparing robotic assisted radical prostatectomy vs. conventional robotic assisted radical prostatectomy: a systematic review and meta-analysis. World J Urol, 2020, 38(5): 1123-34. DOI:10.1007/s00345-019-02798-4.

PLOUSSARD G, BRIGANTI A, DE LA TAILLE A, et al. Pelvic lymph node dissection during robot-assisted radical prostatectomy: efficacy, limitations, and complications-a systematic review of the literature. Eur Urol, 2014, 65(1): 7-16. DOI:10.1016/j.eururo.2013.03.057.

QI J, LI M, WANG L, et al. National and subnational trends in cancer burden in China, 2005-20: an analysis of national mortality surveillance data. Lancet Public Health, 2023, 8(12): e943-e55. DOI:10.1016/s2468-2667(23)00211-6.

RAVI P, KWAK L, XIE W, et al. Neoadjuvant Novel Hormonal Therapy Followed by Prostatectomy versus Up-Front Prostatectomy for High-Risk Prostate Cancer: A Comparative Analysis. J Urol, 2022, 208(4): 838-45. DOI:10.1097/ju.0000000000002803.

ROGERS T, MOSCHOVAS M C, SAIKALI S, et al. Triple-console robotic telesurgery: first impressions and future impact. J Robot Surg, 2024, 18(1): 381. DOI:10.1007/s11701-024-02141-z.

RUD E, BACO E, KLOTZ D, et al. Does preoperative magnetic resonance imaging reduce the rate of positive surgical margins at radical prostatectomy in a randomised clinical trial?. Eur Urol, 2015, 68(3): 487-96. DOI:10.1016/j.eururo.2015.02.039.

SARGOS P, CHABAUD S, LATORZEFF I, et al. Adjuvant radiotherapy versus early salvage radiotherapy plus short-term androgen deprivation therapy in men with localised prostate cancer after radical prostatectomy (GETUG-AFU 17): a randomised, phase 3 trial. Lancet Oncol, 2020, 21(10): 1341-52. DOI:10.1016/s1470-2045(20)30454-x.

SARKAR R R, BRYANT A K, PARSONS J K, et al. Association between Radical Prostatectomy and Survival in Men with Clinically Node-positive Prostate Cancer. Eur Urol Oncol, 2019, 2(5): 584-8. DOI:10.1016/j.euo.2018.09.015.

SCHLOMM T, TENNSTEDT P, HUXHOLD C, et al. Neurovascular structure-adjacent frozen-section examination (NeuroSAFE) increases nerve-sparing frequency and reduces positive surgical margins in open and robot-assisted laparoscopic radical prostatectomy: experience after 11,069 consecutive patients. Eur Urol, 2012, 62(2): 333-40. DOI:10.1016/j.eururo.2012.04.057.

SHORE N, HAFRON J, SALTZSTEIN D, et al. Apalutamide for High-Risk Localized Prostate Cancer Following Radical Prostatectomy (Apa-RP). J Urol, 2024, 212(5): 682-91. DOI:10.1097/

ju.0000000000004163.

SIEGEL R L, KRATZER T B, GIAQUINTO A N, et al. Cancer statistics, 2025. CA: A Cancer Journal for Clinicians, 2025, 75(1): 10-45. DOI:10.3322/caac.21871.

STONIER T, SIMSON N, DAVIS J, et al. Retzius-sparing robot-assisted radical prostatectomy (RS-RARP) vs standard RARP: it's time for critical appraisal. BJU Int, 2019, 123(1): 5-7. DOI:10.1111/bju.14468.

STUDER U E, COLLETTE L, WHELAN P, et al. Using PSA to guide timing of androgen deprivation in patients with T0-4 N0-2 M0 prostate cancer not suitable for local curative treatment (EORTC 30891). Eur Urol, 2008, 53(5): 941-9. DOI:10.1016/j.eururo.2007.12.032.

SUARDI N, LARCHER A, HAESE A, et al. Indication for and extension of pelvic lymph node dissection during robot-assisted radical prostatectomy: an analysis of five European institutions. Eur Urol, 2014, 66(4): 635-43. DOI:10.1016/j.eururo.2013.12.059.

THOMPSON I M, TANGEN C M, PARADELO J, et al. Adjuvant radiotherapy for pathological T3N0M0 prostate cancer significantly reduces risk of metastases and improves survival: long-term followup of a randomized clinical trial. J Urol, 2009, 181(3): 956-62. DOI:10.1016/j.juro.2008.11.032.

UY M, CASSIM R, KIM J, et al. Extraperitoneal versus transperitoneal approach for robot-assisted radical prostatectomy: a contemporary systematic review and meta-analysis. J Robot Surg, 2022, 16(2): 257-64. DOI:10.1007/s11701-021-01245-0.

VAN DER SLOT M A, DEN BAKKER M A, TAN T S C, et al. NeuroSAFE in radical prostatectomy increases the rate of nerve-sparing surgery without affecting oncological outcome. BJU Int, 2022, 130(5): 628-36. DOI:10.1111/bju.15771.

WAGASKAR V G, MITTAL A, SOBOTKA S, et al. Hood Technique for Robotic Radical Prostatectomy-Preserving Periurethral Anatomical Structures in the Space of Retzius and Sparing the Pouch of Douglas, Enabling Early Return of Continence Without Compromising Surgical Margin Rates. Eur Urol, 2021, 80(2): 213-21. DOI:10.1016/j.eururo.2020.09.044.

WIEGEL T, BARTKOWIAK D, BOTTKE D, et al. Adjuvant radiotherapy versus wait-and-see after radical prostatectomy: 10-year follow-up of the ARO 96-02/AUO AP 09/95 trial. Eur Urol, 2014, 66(2): 243-50. DOI:10.1016/j.eururo.2014.03.011.

WU Y, HE S, CAO M, et al. Comparative analysis of cancer statistics in China and the United States in 2024. Chin Med J (Engl), 2024, 137(24): 3093-100. DOI:10.1097/cm9.0000000000003442.

YOSSEPOWITCH O, EGGENER S E, BIANCO F J, et al. Radical prostatectomy for clinically localized, high risk prostate cancer: critical analysis of risk assessment methods. J Urol, 2007, 178(2): 493-9; discussion 9. DOI:10.1016/j.juro.2007.03.105.

YUH B, WU H, RUEL N, et al. Analysis of regional lymph nodes in periprostatic fat following robot-assisted radical prostatectomy. BJU Int, 2012, 109(4): 603-7. DOI:10.1111/j.1464-410X.2011.10336.x.

ZENG H, ZHENG R, SUN K, et al. Cancer survival statistics in China 2019-2021: a multicenter, population-based study. J Natl Cancer Cent, 2024, 4(3): 203-13. DOI:10.1016/

j.jncc.2024.06.005.

ZHENG R S, ZHANG S W, SUN K X, et al. [Cancer statistics in China, 2016]. Zhonghua Zhong Liu Za Zhi, 2023, 45(3): 212-20. DOI:10.3760/cma.j.cn112152-20220922-00647.

ZHOU X, FU B, ZHANG C, et al. Transvesical robot-assisted radical prostatectomy: initial experience and surgical outcomes. BJU Int, 2020, 126(2): 300-8. DOI:10.1111/bju.15111.

ZHOU Y, MAI Z, YAN W, et al. The characteristics and spatial distributions of prostate cancer in autopsy specimens. Prostate, 2021, 81(2): 135-41. DOI:10.1002/pros.24091.

# 第3章

# 转移性激素敏感性前列腺癌的治疗

## 第一节 内分泌治疗的药物选择

### 一、低负荷转移性前列腺癌内分泌治疗（表 3-1）

表 3-1　低负荷转移性前列腺癌内分泌治疗

| 一级推荐 | 二级推荐 | 三级推荐 |
| --- | --- | --- |
| ADT 为基础的联合治疗（1A 类）、ADT+醋酸阿比特龙+泼尼松（1A 类）、ADT+恩扎卢胺（1A 类）、ADT+阿帕他胺（1A 类）、ADT+达罗他胺+多西他赛（1A 类）、ADT+EBERT（1A 类）、ADT+比卡鲁胺（2A 类） | ADT+达罗他胺±泼尼松（1B 类）、ADT+原发灶手术切除或近距离放疗（2B 类） | 间歇性 ADT（2B 类）、ADT+冷冻治疗（3 类）、ADT+氟他胺（2B 类） |

### 二、高负荷转移性前列腺癌内分泌治疗（表 3-2）

表 3-2　高负荷转移性前列腺癌内分泌治疗

| 一级推荐 | 二级推荐 | 三级推荐 |
| --- | --- | --- |
| ADT 为基础的联合治疗（1A 类）、ADT+醋酸阿比特龙+泼尼松（1A 类）、ADT+多西他赛±泼尼松（1A 类）、ADT+恩扎卢胺（1A 类）、ADT+阿帕他胺（1A 类）、ADT+达罗他胺+多西他赛（1A 类）、ADT+阿比特龙+多西他赛（1A 类）、ADT+瑞维鲁胺（1A 类） | ADT+比卡鲁胺（2B 类） | ADT+氟他胺（2B 类）、ADT+原发灶手术切除或近距离放疗（2B 类） |

### 三、ADT 为基础的联合治疗

对于首诊为转移性前列腺癌的患者，若无联合治疗的禁忌证、有足够的预期寿命从联合治疗中获益，且愿意接受不良反应增加的风险，不建议单独进行 ADT 治疗，应在 ADT 的基础上联合其他治疗。

1. ADT 联合阿比特龙　阿比特龙为 CYP17 抑制剂，其作用机制是抑制睾丸、肾上腺和前列腺癌肿瘤细胞产生雄激素。LATITUDE 试验和 STAMPEDE 试验结果显示，相比于单纯去势治疗，联合阿比特龙加泼尼松治疗组能显著改善高危患者的预后。STAMPEDE 试验结果还显示，去势联合阿比特龙同样可以延长低危转移性前列腺癌患者的总体生存时间。因此，去势联合阿比特龙加泼尼松应作为转移性前列腺癌患者的标准治疗方式之一。

2. ADT 联合恩扎卢胺　恩扎卢胺是新型非甾体类抗雄药物，通过阻断雄激素与受体之间的结合、抑制雄激素受体的核移位、影响雄激素受体与 DNA 的结合，从而阻断雄激素介导的转录，抑制整个雄激素受体信号转导，进而抑制前列腺癌细胞的生长。两项有关恩扎卢胺的大型随机对照研究 ENZAMET 和 ARCHES 表明，去势治疗联合恩扎卢胺可以显著改善影像学无疾病进展生存期，并延长患者总生存时间。

3. ADT 联合阿帕他胺　阿帕他胺是在结构与药代动力学等方面与恩扎卢胺极其相似的新型雄激素拮抗剂，其对雄激素受体的亲和力更高，不易透过血 - 脑屏障，理论上不良反应略小。有关阿帕他胺的大型随机对照研究 TITAN 表明，与安慰剂组相比，患者总生存时间显著延长，影像学无疾病进展生存期明显改善。

4. ADT 联合达罗他胺 + 多西他赛　ARASENS 研究提示：ADT 联合达罗他胺（600mg，每天 2 次）及多西他赛（75mg/m²，每 3 周一次，共 6 个周期）与 ADT 联合安慰剂及多西他赛相比，可显著延长 mHSPC 患者总生存（NE 比 48.9 个月，HR=0.68，$P < 0.001$），显著延长患者进展至 mCRPC 的时间（NE 比 19.1 个月，HR=0.36，$P < 0.001$）和疼痛进展时间（NE 比 27.5 个月，HR=0.79，$P=0.01$）。两组治疗相关的不良反应发生率相当，达罗他胺联合治疗组 3 ～ 4 级不良反应的发生率为 66.1%，安慰剂联合治疗组为 63.5%。经评估患者的身体状况无化疗禁忌证时，可考虑此方案。

5. ADT+EBRT　对于低负荷转移性前列腺癌，推荐在 ADT 治疗基础上新增局部放疗。对于高负荷转移性前列腺癌患者，不推荐此方案。

6. ADT+ 比卡鲁胺　一代抗雄激素药物包括比卡鲁胺和氟他胺。一项纳入 1286 例患者的大型随机对照临床研究发现：与接受单纯手术去势的患者相比，接受手术去势联合氟他胺治疗的患者无明显生存差异。然而，后续的一些回顾性分析及小型随机对照临床研究提示：在手术去势基础上联合一代抗雄激素药物能为患者带来一定的生存获益（获益率 < 5%）。在一项针对进展期前列腺癌的随机、对照、双盲临床试验中，与氟他胺相比，比卡鲁胺有更长的开始治疗至治疗失败时间，因此有更高推荐级别。SWOG1216 研究的对照组患者接受 ADT 联合比卡鲁胺治疗，其中位 PSA 为 31.8ng/ml，51% 的患者仅有少量转移，77.4% 的患者在一线治疗进展后，接受了有效的后线治疗，最终获得了中位 70.2 个月的总生存时间。该研究也证实了在低负荷 mHSPC 患者中，在有效后续治疗的保证下，ADT 联合比卡鲁胺能够有效改善患者的生存结局。注意事项：不推荐 M1 期患者行单独抗雄激素治疗。

7. ADT 联合多西他赛　多项有关去势联合多西他赛化疗的随机对照研究比较了单纯去势和联合化疗治疗转移性前列腺癌的临床疗效。CHAARTED 试验和 STAMPEDE 试验结果显示，相比单纯去势，联合化疗可以显著改善高肿瘤负荷患者的总体预后。因此，去势联合多西他赛化疗作为高肿瘤负荷患者的标准治疗方案选择之一。

8. ADT+ 阿比特龙 + 多西他赛（1A 类）　先前披露的 PEACE-1 研究表明，与 ADT+DOC 治疗相比，ADT+DOC+ 阿比特龙（abiraterone，ABI）（+ 泼尼松）改善了高肿瘤负荷患者的中位 OS 时间（3.47 年比 5.14 年），降低了 28% 的死亡风险；但对于低肿瘤负荷患者，强化方案未观察到获益。2023 年 ASCO-GU 公布的 PEACE-1 研究分析结果显示，ADT+DOC+ABI（+ 泼尼松）的强化方案对中位影像学无进展生存（radiographic progression-free survival，rPFS）时间和中位 OS 时间的获益随着年龄的增长而降低。因此，ADT+ABI+DOC 强化治疗方案的主要获益人群为高肿瘤负荷人群以及相对年轻（< 70 岁）患者；而对于低肿瘤负荷以及高龄（≥ 70 岁）患者，生存获益不大，同时可能带来更多的不良反应。

9. ADT+ 瑞维鲁胺　CHART 研究是一项国际多中心、随机、对照、开放的Ⅲ期临床试验，旨在探索 SHR3680 联合 ADT 与比卡鲁胺联合 ADT 在高负荷 mHSPC 患者中的疗效和安全性。瑞维鲁胺 +ADT 组的中位 PSA 最低值低于比卡鲁胺 +ADT 组（0.02ng/ml 比 0.68ng/ml），并且瑞维鲁胺 +ADT 组达到 PSA 深度下降（≤ 0.2ng/ml）的患者比例高于比卡鲁胺 +ADT 组。该研究证实，PSA 深度下降与瘤负荷 mHSPC 患者的 rPFS 和 OS 改善有关。

## 第二节　其他治疗的应用

### 一、转移性激素敏感性前列腺癌的基本概述

转移性激素敏感性前列腺癌（metastatic hormone sensitive prostate cancer，mHSPC）是指发现转移时尚未接受内分泌治疗的前列腺癌，转移部位包括骨骼、淋巴结、肝脏和肺部等。治疗 mHSPC 首选内分泌治疗，其他治疗策略更注重缓解症状并延长患者生存时间。随着疾病的进展，mHSPC 对多种治疗手段展现出抵抗性，包括内分泌治疗、化疗和放疗等。尽管近年来新治疗策略的出现有所改善，但 mHSPC 患者的治疗选择相比于早期疾病阶段依然有限。

### 二、免疫检查点抑制剂在转移性激素敏感性前列腺癌中的应用

#### （一）免疫检查点抑制剂作用机制

免疫检查点抑制剂是一类新型肿瘤免疫疗法药物，在癌症治疗中发挥着重要作用。其主要作用机制是通过抑制或阻断特定检查点来重新激活免疫系统的抗肿瘤能力。具体来说，检查点抑制剂可以阻止肿瘤细胞对 T 细胞的抑制，使T 细胞能够更有效地识别和攻击肿瘤细胞。这样一来，免疫系统就能恢复对肿瘤细胞的杀伤作用，从而达到抗肿瘤的目的。

目前，已有多种类型的检查点抑制剂被批准用于临床抗肿瘤治疗，包括针对程序性死亡受体 1（PD-1）、程序性死亡受体配体 1（PD-L1）和细胞毒性 T 淋巴细胞相关抗原 -4（CTLA-4）等免疫检查点的药物。这些药物在实体瘤的治疗中，如肺癌、恶性黑色素瘤、乳腺癌等，显示出显著的疗效。

CTLA-4 主要表达在活化的 T 细胞上。CTLA-4 与 B7 分子（CD80/CD86）竞争性结合，从而抑制 T 细胞的活化和增殖。这种竞争性抑制减弱了 T 细胞的初始激活和免疫应答。CTLA-4 抑制剂可阻断 CTLA-4 与 B7 分子的结合，促进T 细胞活化和增殖，增强抗肿瘤免疫反应，实现抗肿瘤的目的。

PD-1 是一种位于 T 细胞表面的免疫检查点受体，PD-L1 是 PD-1 的主要配体，它可以表达在肿瘤细胞和某些免疫细胞表面。当 PD-1 与其配体 PD-L1 结合时，会抑制 T 细胞的活性。许多肿瘤细胞通过表达 PD-L1 来抑制免疫反应，从而逃避免疫系统的监视和攻击。针对 PD-1 或 PD-L1 的抑制剂能够阻断这一途径，恢复 T 细胞的活性，增强体内对肿瘤细胞的免疫反应。

#### （二）免疫检查点抑制剂在 mHSPC 治疗中的临床应用

免疫检查点抑制剂在 mHSPC 治疗中的应用仍处于探索阶段，但已显示出

一定的潜力。mHSPC 是指对雄激素剥夺治疗（ADT）仍敏感的前列腺癌患者，尽管 ADT 是 mHSPC 的标准治疗手段，但部分患者最终会进展为去势抵抗性前列腺癌（CRPC）。因此，寻找新的治疗策略以延长患者的无进展生存期（PFS）和总生存期（OS）是临床研究的重点。ICIs 通过阻断免疫抑制信号（如 PD-1/PD-L1 或 CTLA-4 通路），激活 T 细胞对肿瘤的免疫反应，从而达到抗肿瘤效果。然而，前列腺癌通常被认为是"免疫冷肿瘤"，即在肿瘤微环境中免疫细胞浸润较少，这可能限制免疫检查点抑制剂的单药疗效。尽管如此，ICIs 在特定人群（如 dMMR/MSI-H 阳性患者）中显示出显著的治疗效果，并且联合治疗策略正在积极探索中。

在 mHSPC 的治疗中，免疫检查点抑制剂的应用主要集中在单药治疗和联合治疗两个方面。单药治疗主要针对具有特定生物标志物的患者，例如错配修复缺陷（dMMR）或高度微卫星不稳定性（MSI-H）的患者。dMMR/MSI-H 状态是预测免疫检查点抑制剂疗效的重要生物标志物，因为这些肿瘤通常具有较高的肿瘤突变负荷（TMB），更容易被免疫系统识别。KEYNOTE-158 试验是一项针对 dMMR/MSI-H 实体瘤的多中心 II 期临床试验，结果显示，帕博利珠单抗（pembrolizumab）在这一人群中具有显著的抗肿瘤活性。在纳入的 6 例 dMMR/MSI-H 阳性的 mHSPC 患者中，客观缓解率（ORR）达到 34.3%，疾病控制率（DCR）为 66.7%，中位无进展生存期（PFS）为 4.8 个月。这些结果表明，ICIs 为 dMMR/MSI-H 阳性的 mHSPC 患者提供了新的治疗机会。然而，dMMR/MSI-H 在 mHSPC 中的发生率较低（2%～3%），限制了免疫检查点抑制剂单药治疗的广泛应用。

为了扩大免疫检查点抑制剂在 mHSPC 中的应用范围，联合治疗策略成为研究的热点。ADT 是 mHSPC 的标准治疗手段，可能通过降低雄激素水平改变肿瘤微环境，增强免疫反应。因此，免疫检查点抑制剂与 ADT 的联合应用被认为是一种有潜力的治疗策略。例如，KEYNOTE-991 试验正在评估帕博利珠单抗联合 ADT 和恩扎卢胺（enzalutamide）在 mHSPC 中的疗效。恩扎卢胺是一种新型雄激素受体抑制剂，能够进一步抑制雄激素信号通路，与免疫检查点抑制剂的免疫激活作用可能产生协同效应。此外，化疗药物如多西他赛（docetaxel）也被用于与免疫检查点抑制剂联合治疗。化疗可能通过诱导免疫原性细胞死亡，增强免疫检查点抑制剂的疗效。CHECKMATE-9KD 试验探索了纳武利尤单抗（nivolumab）联合多西他赛在 mHSPC 中的疗效，初步结果显示联合治疗能够延长患者的 PFS 和 OS。

除了与 ADT 和化疗的联合应用，免疫检查点抑制剂与其他免疫疗法的联合也在研究中。例如，CTLA-4 抑制剂（如伊匹木单抗）与 PD-1/PD-L1 抑制剂的联合应用可能进一步增强抗肿瘤免疫反应。此外，免疫检查点抑制剂与 PARP 抑制剂的联合应用也在探索中，特别是在同源重组修复缺陷（HRD）的患者中。PARP 抑制剂通过抑制 DNA 修复机制导致肿瘤细胞死亡，同时增加肿瘤的免疫原性，从而增强免疫检查点抑制剂的疗效。

### （三）免疫检查点抑制剂在 mHSPC 治疗中面临的挑战

尽管免疫检查点抑制剂在 mHSPC 治疗中显示出潜力，但其应用仍面临一些挑战。首先，前列腺癌的免疫微环境限制了免疫检查点抑制剂的单药疗效。其次，免疫检查点抑制剂可能引起免疫相关不良事件（irAEs），如皮疹、肝炎、结肠炎和内分泌紊乱，需密切监测和管理。此外，免疫检查点抑制剂的长期疗效和安全性仍需进一步研究，特别是在联合治疗中。

未来的研究方向包括优化免疫检查点抑制剂的联合治疗策略、探索新的生物标志物及开展更大规模的临床试验。例如，除了 dMMR/MSI-H 状态，肿瘤突变负荷（TMB）、PD-L1 表达和肿瘤浸润淋巴细胞（TIL）等生物标志物也可能预测 ICIs 的疗效。此外，早期干预策略（如在 mHSPC 诊断后尽早使用免疫检查点抑制剂）可能有助于延缓疾病进展并改善患者预后。

总之，免疫检查点抑制剂在 mHSPC 治疗中的应用仍处于探索阶段，但已显示出一定的潜力。对于 dMMR/MSI-H 阳性的 mHSPC 患者，免疫检查点抑制剂单药治疗可能有效，而联合治疗（如免疫检查点抑制剂联合 ADT 或化疗）是未来的主要研究方向。通过进一步的研究和临床试验，免疫检查点抑制剂有望为 mHSPC 患者提供更多的治疗选择，并改善其临床结局。

### （四）免疫检查点抑制剂相关毒性的管理

1. 免疫检查点抑制剂产生毒性的机制　免疫检查点抑制剂所导致的毒性包括免疫相关的不良事件和输注反应，也包括可能发生的脱靶反应。其本质上是自身免疫性的，可能以不可预测的方式影响全身任何器官，包括皮肤、肺、肝脏、肾脏、肠道及内分泌器官等。免疫检查点抑制剂的靶目标（CTLA-4、PD-1 和 PD-L1）是免疫耐受的关键调节因子，这些调节因子在生理状态下可以阻止自身免疫问题。当炎症持续地刺激机体时，这些调节因子会上调以减轻炎症反应。肿瘤细胞可以影响免疫检查点，实现免疫逃避，从而避免 T 细胞杀伤。主要有以下几种机制：①免疫检查点抑制剂破坏了机体原有的免疫耐受机制，促进自身免疫的进展；②肿瘤细胞释放宿主抗原，发生抗原交叉，引发自身免疫反应；③免疫细胞释放炎性介质，导致组织免疫损伤；④体内微生物对免疫不良反应具有抗炎与促炎的动态调节作用，免疫检查点抑制剂会打破这种平衡，加重促炎反应。因此，当药物阻断这些免疫检查点时，不仅会导致抗肿瘤免疫，还会导致其他部位的自身炎症，临床表现为免疫相关不良事件。

2. **免疫检查点抑制剂毒性的特点** 免疫检查点抑制剂毒性有其独特特点。其总体的发生率较化疗低，且多数较轻。在不同的癌种中，不良反应的平均发生率基本相似。

在毒性发生的时间上，皮肤及胃肠道毒性发生较早，肺及神经系统毒性相对较晚（表3-3）。

表 3-3  **免疫检查点抑制剂毒性在时间上的特征**

| 毒性 | 毒性发生中位时间（周） |
| --- | --- |
| 皮肤 | 4～7 |
| 胃肠道 | 3～6 |
| 肝脏 | 5～18 |
| 内分泌 | 8～12 |
| 肺 | 15～31 |
| 神经系统 | 11～13 |
| 肾脏 | 7～11 |

此外，免疫检查点抑制剂相关毒性发生的时间与免疫检查点抑制剂的类型有关，且大部分毒性可逆。毒性可以发生在任何组织和器官，中位发生时间为开始使用免疫检查点抑制剂后的2～16周，具体发生的时间和毒性的类型与免疫检查点抑制剂的类型有关，且部分器官毒性可能会持续超过30周。对于PD-L1/PD-1联合CTLA-4使用时，具有毒性反应更早、峰值更高、持续时间更长的特点，在临床应用中需要谨慎并定期监测其不良反应。

临床工作者需要充分了解免疫检查点抑制剂的毒性特点，这有助于免疫检查点抑制剂的用药监测和管理，帮助预测和及时发现可能出现的不良反应。

3. **免疫检查点抑制剂毒性的监测**

（1）基线检查：CTLA-4抑制剂的毒性呈剂量依赖性，因此在治疗过程中应关注其剂量。相比之下，PD-1或PD-L1抑制剂在临床研究及实践中并未发现明显的"剂量 - 毒性"关系。在开始ICIs治疗之前，必须充分评估患者发生毒性的易感性，并进行免疫检查点抑制剂不良反应相关的宣教。建议在临床工作中定期监测血常规、生化、尿常规、甲状腺功能、皮质醇、促肾上腺皮质激素、血氧饱和度、胸部影像学、心肌酶谱、心电图、心脏彩超等检查项目。同时，在治疗期间，每次治疗前应复查血常规及生化检测，每3～6周复查甲状腺、肾上腺、垂体功能。治疗结束后的随访期间，建议每6～12周监测上述指标。

（2）特殊人群的监测：特殊人群可能存在潜在的 ICIs 相关毒性或其他非预期毒性风险，因此在应用 ICIs 治疗时应详细询问病史，结合患者病情，充分评估风险与获益比。同时，特殊人群更易发生重症、难治性免疫不良反应，需多学科协作管理。

既往存在自身免疫性疾病的患者可以接受 ICIs 治疗，目前认为这类患者是 ICIs 治疗的潜在获益人群，但可能更易发生免疫检查点抑制剂相关不良反应，或出现新的免疫相关症状，有时甚至会危及生命（如重症肌无力）。值得注意的是，与 PD-L1/PD-1 抑制剂相比，CTLA-4 抑制剂导致自身免疫性疾病恶化的发生率更高，且症状更为严重。然而，60%～90% 的自身免疫性疾病患者在接受 ICIs 治疗后并未出现自身免疫性疾病症状或仅出现轻度加重，无须停止 ICIs 或启动糖皮质激素治疗。若患者患有神经系统自身免疫性疾病，或自身免疫性疾病为中重度、处于活动期且免疫抑制剂无法控制，或需高剂量免疫抑制剂控制症状，则不推荐使用 ICIs。对于这部分患者，在启动 ICIs 治疗之前，应尽量将泼尼松的剂量降低至目标范围（< 10mg/d）。同时，在接受 ICIs 治疗期间，需密切监测 iAEs 及自身免疫疾病是否加剧。

有病毒性肝炎病史的患者同样可能是潜在获益人群。感染乙肝病毒或丙肝病毒的患者也可接受 ICIs 治疗，且疗效与未发生病毒性感染的患者相当。但在治疗期间，应密切监测不良反应并定期复查病毒拷贝数。

对于感染结核的患者，如处于结核活动期，不建议进行 ICIs 治疗，而应建议进行抗结核治疗，直至临床痊愈后方可进行 ICIs 治疗。同时，在免疫治疗期间需密切关注结核状态，一旦出现结核继发感染或复燃，需立即暂停免疫治疗。ICIs 并非结核发生的危险因素，但既往的结核病史、高龄及糖皮质激素的应用可能增加结核的发生或复燃风险，因此应考虑进行结核感染 T 细胞斑点试验或结核菌素皮肤试验，并在治疗过程中定期复查。

器官移植患者同样是免疫检查点抑制剂的潜在治疗人群，特别是那些之前未出现过移植物抗宿主病的患者。然而，对于正在使用高剂量免疫抑制剂控制病情的患者，则不建议使用免疫治疗。因为接受 ICIs 治疗可能导致移植物抗宿主病或移植器官衰竭，所以在启动 ICIs 治疗前，需格外谨慎，与患者及负责移植的医生充分沟通、讨论。

**4. 免疫检查点抑制剂毒性的治疗**　对于准备使用 ICIs 治疗的患者，均应告知其可能出现免疫治疗毒性，并做好宣教工作。在出现毒性时，患者应及时向治疗团队（医护人员）报告可疑症状，并及时就诊，在急诊、门诊或住院接受评估、检查、诊断，以便医护人员及时采取措施，防止毒性进一步恶化。一旦发生免疫检查点抑制剂的毒性，需根据毒性的分级进行分类处理 [ 本书采用《中国肿瘤临床学会（CSCO）免疫检查点抑制剂相关毒性管理指南》的分级原则进行分级]。但需注意，使用毒性分级原则进行分级存在一定局限性，有时会低估或高估毒性出现的概率和严重程度，因此应结合临床实际情况进行应用。糖皮质激素是临床最常用的免疫抑制剂，毒性管理在很大程度上依赖于糖皮质激素的合理使用。

毒性具体分级及治疗：① G1：轻度毒性，可继续 ICIs 治疗，不需要糖皮质激素处理；② G2：中度毒性，暂停使用 ICIs，局部（皮疹时建议局部使用）或全身使用糖皮质激素，建议口服泼尼松 $0.5 \sim 1mg/$（kg·d）；③ G3：重度毒性，停用 ICIs 治疗，基于患者的风险 / 获益比讨论是否恢复 ICIs 治疗，全身糖皮质激素治疗，口服泼尼松或静脉使用 $1 \sim 2mg/$（kg·d）甲泼尼龙，逐步减量；④ G4：危及生命的毒性，建议永久停用 ICIs，全身糖皮质激素治疗，静脉使用 $1 \sim 2mg/$（kg·d）甲泼尼龙，连续 3 天，若症状缓解逐渐减量至 $1mg/$（kg·d），后逐步减量，4 ~ 6 周停药；⑤ G5：与毒性相关的死亡。对于上述分级中 G3 及 G4，如糖皮质激素应用 2 ~ 5 天症状未缓解或加重的，可考虑使用其他免疫抑制剂，包括 TNF-α 抑制剂、麦考酚酯、他克莫司及生物免疫抑制剂。对于 G2 内分泌毒性，激素替代治疗后可继续 ICIs 治疗。

临床上应该根据毒性分级、毒性对生命威胁的严重程度来判断是否使用糖皮质激素，包括剂量和剂型。如对于瘙痒等对生命威胁不大的毒性，在 G2 时可暂不使用糖皮质激素，在 G3 时才使用 $0.5 \sim 1mg/$（kg·d）的泼尼松。而对于心肌炎等对生命产生严重威胁的毒性，则强调激素的足量使用。

此外，糖皮质激素的减量应该是缓慢减量，总时长一般在 4 ~ 6 周，减量过快可能导致新的毒性反应或原毒性反应再次加重。一般来说，口服泼尼松每 3 ~ 7 天减量 10mg。同时在糖皮质激素治疗中应关注糖皮质激素引起的不良反应。长期应用糖皮质激素可能增加机会性感染的风险：对于长期使用糖皮质激素的患者（持续时间≥ 4 周），建议磺胺甲噁唑片预防肺孢子菌肺炎；更长时间应用（持续时间≥ 6 周），需要考虑使用抗真菌药物预防真菌性肺炎；既往存在带状疱疹感染的患者，需要警惕其再次激活，必要时进行预防性抗病毒治疗。值得注意的是，使用糖皮质激素产生的长期不良反应包括骨质流失（骨质减少和骨质疏松）、骨折、白内障或青光眼、肌病、肾上腺功能不全、精神障碍、胃溃疡或十二指肠溃疡等，需进行监测观察。使用糖皮质激素的患者，如果正在使用非甾体抗炎药或抗凝药物，推荐同时使用质子泵抑制剂或 $H_2$ 受体拮抗剂治疗。

### 三、靶向药物在转移性激素敏感性前列腺癌中的应用

#### （一）PARP 抑制剂在 mHSPC 中的应用

1. **PARP 抑制剂抗肿瘤机制**　在细胞的增殖分化过程中，DNA 分子的损伤不可避免。DNA 分子损伤修复是细胞周期中的重要环节，主要包括 DNA 单链断裂和 DNA 双链断裂两种形式。一般而言，细胞可自行修复 DNA 分子损伤，其中多腺苷二磷酸核糖聚合酶（poly ADP-ribose polymerase，PARP）是一种关键的 DNA 损伤修复酶，在 DNA 的修复过程中起着重要作用。正常细胞中存在多种 DNA 修复方式，如碱基切除修复、核苷酸切除修复、错配修复、同源重组修复及非同源末端结合修复等。多腺苷二磷酸核糖聚合酶抑制剂（poly ADP-ribose polymerase inhibitors，PARPi）可以有效地抑制 PARP 的活性，从而阻碍断裂 DNA 的修复。在正常细胞中，PARPi 所阻滞的 DNA 修复可以通过同源重组（HR）进行。然而，在缺乏关键 HR 蛋白的肿瘤细胞中，如 *BRCA1*、*BRCA2*、*PALB2* 或 *RAD51* 的异常表达，易出错的非同源末端结合修复会作为替代的修复方式参与 DNA 修复，导致基因组断裂，最终引发细胞死亡，即"合成致死"。而对于正常细胞，即使阻断了 PARP 通路，同源重组修复仍能正常进行，以确保 DNA 损伤得到修复，维持细胞的正常增殖分化。此外，抑制雄激素通路可下调 DDR 基因的表达，产生对 PARP 抑制剂敏感的 *HRR* 突变表型；而 PARP 抑制剂则通过抑制 PARP 酶活性来削弱雄激素受体通路的活化，从而发挥协同抗肿瘤作用。亦有研究表明，PARP 抑制剂可增强肿瘤细胞的内在免疫性，促进免疫细胞浸润，引发抗肿瘤免疫反应。

2014 年，随着全球首款基于"合成致死"概念的 PARP 抑制剂奥拉帕利获批用于卵巢癌的治疗，"合成致死"概念从理论走向了实践。除奥拉帕利外，尼拉帕利、氟唑帕利、卢卡帕利等多种 PARP 抑制剂也相继获批用于临床治疗，为恶性肿瘤患者提供了更多的治疗选择。

2. **基因检测在前列腺癌中的应用**　基因检测在前列腺癌的诊断、预后判断和指导个体化治疗等方面均发挥着重要作用。对于 mHSPC 患者，基因检测有助于评估其预后和疾病进展风险，并有助于明确 *BRCA* 和其他 *HRD* 相关基因的状态，以指导后续的治疗决策。对于存在 *BRCA* 等关键基因缺陷的患者，临床医生可以优先考虑 PARP 抑制剂等靶向治疗方案，以期获得更佳的疗效。

检测 *HRD* 或 *BRCA* 基因突变的方法主要是通过基因测序技术（NGS）对 *BRCA1/2* 及其他同源重组修复相关基因进行全基因组或靶向测序，直接检测潜在的胚系或体细胞突变。检测的标本主要有组织标本与血液标本两种。前者来源于肿瘤组织，能够全面反映肿瘤细胞的基因变化情况，敏感性较高。后者由

于循环肿瘤细胞 DNA（ctDNA）或循环肿瘤细胞 RNA（ctRNA）的浓度较低，检出率会受到一定影响，但对于部分无法获取组织标本的患者，例如以骨转移为主要转移形式的 mHSPC 患者来说，是一种可选的方式。此外，液体活检亦可作为肿瘤治疗过程中的动态监测方式，实时评估肿瘤的分子进展，以指导后续治疗。

3. PARP 抑制剂在治疗 mHSPC 中的临床研究及应用　BRCA 基因突变及同源重组修复缺陷（HRD）表型在部分前列腺癌患者中的发生，与基因自然突变、男性生物学特点、年龄、环境暴露、遗传等多种因素有关。BRCA1/2 基因位于常染色体，男性只有一份拷贝。一旦发生突变，就无法依赖另一个正常拷贝的基因来进行补偿，这使得男性更易发生 BRCA 相关的癌症，包括前列腺癌。前列腺癌发病年龄较晚，随着年龄的增长，DNA 修复机制会逐渐失常，更容易发生 BRCA 或其他 DNA 修复基因的突变，导致出现 HRD 表型。而辐射、化学污染物、吸烟等环境因素和生活方式都可能使 DNA 修复基因突变，从而增加 HRD 的风险。此外，胚系 BRCA 基因突变患者其后代伴有 BRCA 缺陷的风险会升高，具有遗传倾向。

在 mCRPC 患者中，20%～30% 的患者存在 DNA 损伤修复基因的有害改变，包括直接或间接损伤同源重组修复的基因。PROfound 研究是一个 III 期临床研究，评估了 PARP 抑制剂奥拉帕利对于携带特定同源重组修复（HRR）基因突变的 mHSPC 患者的疗效。该研究结果表明，对于存在 HRR 基因突变的 mHSPC 患者，奥拉帕利与标准治疗（如恩杂鲁胺或阿比特龙）相比有着明显的获益，中位无进展生存期达 7.4 个月，中位总生存期达 18.5 个月，明显优于对照组。

4. PARP 抑制剂在治疗 mHSPC 中的挑战　PARP 抑制剂应用前需要进行基因检测。检测 HRR 基因改变的"金标准"是基于组织的二代测序（NGS）。但对于仅表现为骨转移的患者，获取组织样本难度较大，从而导致无法进行准确的组织标本的基因测序。虽然液体活检也可作为前列腺癌基因检测的可选方式之一，但其准确性低于组织标本基因检测方式。

此外，PAPR 抑制剂的毒性管理对于临床工作者也是一项挑战。其主要不良反应包括血液毒性、胃肠道反应、肝肾功能异常等。在治疗前，临床工作者需要向患者告知 PAPR 抑制剂的潜在毒性。在治疗期间，应定期随访及监测可能的不良反应，并制订有效的毒性管理策略来减轻患者的不适和提高生活质量。

根据 PAPR 抑制剂毒性的严重程度进行分级诊疗 [ 参照《常见不良反应术语评定标准（CTCAE 5.0）》]，并采取相应措施。① 1 级：轻度，无症状或轻度症状，仅临床检查或诊断发现，不需要治疗。② 2 级：中度，需要最小的、局部的或非侵入性治疗，年龄相关的日常生活活动受限。③ 3 级：重度或具有重要医学意义，但不会立即危及生命，需要住院治疗或延长住院时间，自理性日常生活活动受限。④ 4 级：危及生命，需要紧急治疗。⑤ 5 级：不良事件导致死亡。

PAPR 抑制剂的治疗有效性受限于 *HRR* 基因突变，临床应用范围有限，未来仍需进一步探索，包括但不限于 PAPR 抑制剂联合内分泌治疗、PAPR 抑制剂联合免疫检查点抑制剂治疗等治疗策略。

### （二）CDK4/6 抑制剂在治疗 mHSPC 中的应用

CDK4/6 抑制剂用于抑制细胞周期蛋白依赖性激酶 4 和 6（CDK4/6），这些激酶在促进细胞周期从 G1 阶段过渡到 S 阶段中发挥关键作用，从而控制细胞的增殖。通过抑制这一过程，CDK4/6 抑制剂可以阻断肿瘤细胞的增殖，进而抑制肿瘤生长。目前共有 4 种 CDK4/6 抑制剂获批上市，分别为哌柏西利（palbociclib）、瑞波西利（ribociclib）、阿贝西利（abemaciclib）及达尔西利（dalpiciclib）。CDK4/6 抑制剂在 HR+/HER2- 的晚期乳腺癌中的有效性已经得到了证实。前列腺癌细胞的生长同样依赖于细胞周期的调控，而 CDK4/6 的异常活化在前列腺癌的发展中起一定作用，这提示 CDK4/6 抑制剂可能对某些前列腺癌患者有益。

（兰　慧　应晓珍）

## 参 考 文 献

段建春，李梦侠，刘秀峰，等．免疫检查点抑制剂特殊人群应用专家共识．临床肿瘤学杂志，2022, 27(5):442-454.

李文杰，贾英杰，牟睿宇，等，2020. 贾英杰教授应用 " 圣愈汤 " 治疗晚期前列腺癌经验总结．天津中医药，2017, 37(11):1241-1244.

牟睿宇，李小江，刘昭，等．中西医结合治疗去势抵抗性前列腺癌近期临床疗效分析．中华中医药杂志，2022, 37(6):3590-3594.

宋竖旗，李灿，刘昭文，等．中西医结合治疗去势抵抗性前列腺癌．中医学报，2020, 35(11):2285-2289.

宋竖旗，李灿，张亚强．治疗晚期前列腺癌经验．中国中医药信息杂志，2010, 17(1):85-86.

ABIDA W, ARMENIA J, GOPALAN A, et al. Prospective Genomic Profiling of Prostate Cancer Across Disease States Reveals Germline and Somatic Alterations That May Affect Clinical Decision Making. JCO Precis Oncol, 2017, 2017:PO. 17. 00029.

ANTONARAKIS ES, PIULATS JM, GROSS-GOUPIL M, et al. Pembrolizumab for treatment-refractory metastatic castration-resistant prostate cancer:multicohort, open-label phase II KEYNOTE-199 study. J Clin Oncol, 2020, 38(5):395-405.

BEER TM, KWON ED, DRAKE CG, et al. Randomized, double-blind, phase III trial of ipilimumab versus placebo in asymptomatic or minimally symptomatic patients with metastatic chemotherapy-naive castration-resistant prostate cancer. J Clin Oncol, 2017, 35(1):40-47.

CHABANON RM, MUIRHEAD G, KRASTEV DB, et al. PARP inhibition enhances tumor cell-intrinsic immunity in ERCC1-deficient non-small cell lung cancer. J Clin Invest, 2019, 129(3):1211-1228.

CHENG HH, SOKOLOVA AO, SCHAEFFER EM, et al. Germline and somatic mutations in prostate cancer for the clinician. J Natl Compr Canc Netw, 2019, 17(5):515-521.

HANSEN A, MASSARD C, OTT P, et al. Pembrolizumab for advanced prostate adenocarcinoma:findings of the KEYNOTE-028 study. Ann Oncol, 2018, 29(8):1807-1813.

JOHNSON DB, CHANDRA S, SOSMAN JA. Immune checkpoint inhibitor toxicity in 2018. JAMA, 2018, 320(16):1702-1703.

KWON ED, DRAKE CG, SCHER HI, et al. Ipilimumab versus placebo after radiotherapy in patients with metastatic castration-resistant prostate cancer that had progressed after docetaxel chemotherapy(CA184-043):a multicentre, randomised, double-blind, phase 3 trial. Lancet Oncol, 2014, 15(7):700-712.

LE DT, KIM TW, VAN CUTSEM E, et al. Phase II open-label study of pembrolizumab in treatment-refractory, microsatellite instability-high/mismatch repair-deficient metastatic colorectal cancer:KEYNOTE-164. J Clin Oncol, 2020, 38(1):11-19.

LE DT, URAM JN, WANG H, et al, 2015. PD-1 blockade in tumors with mismatch-repair deficiency. N Engl J Med, 2010, 372(26):2509-2520.

LEONARDI GC, GAINOR JF, ALTAN M, et al. Safety of Programmed Death-1 Pathway Inhibitors Among Patients With Non-Small-Cell Lung Cancer and Preexisting Autoimmune Disorders. J Clin Oncol, 2018, 36(19):1905-1912.

LEONGAMORNLERT D, SAUNDERS E, DADAEV T, et al. Frequent germline deleterious mutations in DNA repair genes in familial prostate cancer cases are associated with advanced disease. Br J Cancer, 2014, 110(6):1663-1672.

LORD CJ, ASHWORTH A. PARP inhibitors:Synthetic lethality in the clinic. Science, 2017, 355(6330):1152-1158.

MANASARYAN G, SUPLATOV D, PUSHKAREV S, et al. Bioinformatic Analysis of the Nicotinamide Binding Site in Poly(ADP-Ribose)Polymerase Family Proteins. Cancers(Basel), 2021, 13(6):1201.

MARABELLE A, LE DT, ASCIERTO PA, et al. Efficacy of pembrolizumab in patients with noncolorectal high microsatellite instability/mismatch repair-deficient cancer:results from the phase II KEYNOTE-158 study. J Clin Oncol, 2020, 38(1):1-10.

MARCUS L, LEMERY SJ, KEEGAN P, et al. FDA approval summary:pembrolizumab for the treatment of microsatellite instability-high solid tumors. Clin Cancer Res, 2019, 25(13):3753-3758.

MATEO J, BOYSEN G, BARBIERI CE, et al. DNA Repair in Prostate Cancer:Biology and Clinical Implications. Eur Ural, 2017, 71(3):417-425.

MATEO J, CARREIRA S, SANDHU S, et al. DNA-Repair Defects and Olaparib in Metastatic Prostate Cancer. N Engl J Med, 2015, 373(18):1697-1708.

MATSUBARA N, DE BONO J, OLMOS D, et al. Olaparib Efficacy in Patients with Metastatic Castration-resistant Prostate Cancer and BRCA1, BRCA2, or ATM Alterations Identified by Testing Circulating Tumor DNA. Clin Cancer Res, 2023, 29(1):92-99.

MOTZER RJ, RUSSO P, GR?NWALD V, et al. Adjuvant nivolumab plus ipilimumab versus placebo for localised renal cell carcinoma after nephrectomy(CheckMate 914):a double-blind, randomised, phase 3 trial. Lancet, 2023, 401(10379):821-832.

PARKER C, CASTRO E, FIZAZI K, et al. Prostate cancer:ESMO Clinical Practice Guidelines for diagnosis, treatment and follow-up. Ann Oncol, 2020, 31(9):1119-1134.

PASERO C, GRAVIS G, GUERIN M, et al. Inherent and tumor-driven immune tolerance in the prostate microenvironment impairs natural killer cell antitumor activity. Cancer Res, 2016, 76(8):2153-2165.

POSTOW MA, SIDLOW R, HELLMANN MD. Immune-related adverse events associated with immune checkpoint blockade. N Engl J Med, 2018, 378(2):158-168.

QUIGLEY D, ALUMKAL JJ, WYATT AW, et al. Analysis of Circulating Cell-Free DNA Identifies Multiclonal Heterogeneity of BRCA2 Reversion Mutations Associated with Resistance to PARP Inhibitors. Cancer Discov, 2017, 7(9):999-1005.

RADHAKRISHNAN SK, JETTE N, LEES-MILLER SP. Non-homologous end joining:emerging themes and unanswered questions. DNA Repair(Amst), 2014, 17:2-8.

TARHINI AA, LEE SJ, HODI FS, et al. Phase III study of adjuvant ipilimumab(3 or 10 mg/kg) versus high-dose interferon alfa-2b for resected high-risk melanoma:North American intergroup E1609. J Clin Oncol, 2020, 38(6):567-575.

TIE J, COHEN JD, LAHOUEL K, et al. Circulating Tumor DNA Analysis Guiding Adjuvant Therapy in Stage II Colon Cancer. N Engl J Med, 2022, 386(24):2261-2272.

TOPALIAN SL, HODI FS, BRAHMER JR, et al. Safety, activity, and immune correlates of anti-PD-1 antibody in cancer. N Engl J Med, 2012, 366(26):2443-2454.

# 第4章

# 转移性去势抵抗性前列腺癌的治疗

## 第一节 转移性去势抵抗性前列腺癌的基本概述

转移性去势抵抗性前列腺癌（metastatic castration-resistant prostate cancer，mCRPC）是指那些在接受去势治疗（即降低体内睾酮水平至去势水平的治疗，< 50ng/dl 或 < 1.7nmol/L）后继续进展，并已发生远处转移的前列腺癌。转移部位包括骨骼、淋巴结、肝脏和肺部等。疾病进展可表现为：① PSA 进展，即至少每间隔 1 周监测血清 PSA 水平，连续 3 次检测显示血清 PSA 持续升高，且末次检测值较基础值升高 50% 以上，同时 PSA 绝对值达到 2ng/ml 以上；② 影像学检查发现新发病灶，包括骨扫描提示至少 2 处新发骨转移灶，或应用 RECIST 标准评价的新发软组织病灶。

在诊断转移性去势抵抗性前列腺癌时，需与转移性激素敏感性前列腺癌相鉴别。关键点在于：① 睾酮是否达到去势水平；② 睾酮达到去势条件后，疾病是否持续进展。

治疗 mCRPC 的策略更加注重延长生命和缓解症状。随着疾病的进展，mCRPC 对多种治疗手段展现出抵抗性，包括内分泌治疗、化疗和放疗等。尽管近年来新治疗策略的出现有所改善，但 mCRPC 患者的治疗选择相比于早期疾病阶段依然有限。

前列腺癌发生发展的基因组学因素复杂多样，多种基因改变参与前列腺癌的演进和治疗反应，特别是在 mCRPC 阶段存在显著的异质性。① DNA 损伤修复基因的胚系改变，与前列腺癌临床病理特征及不良预后结局显著相关。而在 mCRPC 阶段，其胚系 / 体系细胞突变，特别是 *BRCA1/2* 基因改变与患者不良预后相关。② *TP53*（32%）、*PTEN*（20%）突变或拷贝数变异以及 RB1（6%）拷贝数缺失在 mHSPC 和 mCRPC 患者中发生率高，亦与患者具有更高的肿瘤负荷和不良临床结局相关。③ *SPOP* 基因突变在 mHSPC 和 mCRPC 患者中占比虽较低，但携带 *SPOP* 突变的患者预后相对较好，并且对新型抗雄药物敏感。④ AR-V7 检出率在 mCRPC 患者人群中不足 10%，但其阳性检出显示对新型抗雄药物的治疗反应极差。⑤ DNA 损伤修复基因的突变检测（包括 *ATM*、*BRCA1*、*BRCA2*、*BARD1*、*BRLP1*、*CDK12*、*CHEK1*、*CHEK2*、*FANCL*、*PALB2*、*RAD51B*、*RAD51C*、*RAD51D*、*RAD54L*）已经成为指导 mCRPC 阶段患者 PARP 抑制剂治疗的常规推荐评估手段，携带上述基因改变的 mCRPC 患者可从 PARP 抑制剂单药治疗中获益。⑥错配修复基因突变（*MMR* 突变）或微卫星不稳定（microsatellite instability，MSI-H）在晚期前列腺癌患者中检出率仅为 3%，但携带 *MMR* 突变或 MSI-H 的患者可能从免疫检查点抑制剂的治疗中获益。

基因检测在 mCRPC 的治疗决策中起着重要作用，它有助于实现个性化医疗和提高治疗的精准度，进而为 mCRPC 患者提供更多的治疗机会。由于肿瘤组织样本来源和样本质量受一定限制，可使用血液 ctDNA 样本进行替代检测。①对于 *DDR* 基因突变检测，证据显示血液 ctDNA 和肿瘤组织样本检测具有较高的一致性，但对其他信号通路相关基因检测，其一致性尚不确定。②肿瘤组织样本检测对基因拷贝数变异具有更高的检验效能，而血液 ctDNA 检测的基因突变检出率更高。③此外，*PTEN* 和 *MMR* 突变检测需要同时行免疫组化验证，才能更好地指导临床治疗决策。另外，对于存在胚系 *BRCA1/2* 突变的 mCRPC，可能影响其家族成员的筛查和预防策略。

## 第二节　内分泌治疗的药物选择

1. 转移性 CRPC（metastatic CRPC，mCRPC）：是指肿瘤已转移到身体其他部位（如淋巴结、骨骼和内脏）。标准的内分泌疗法无法控制该疾病，即使缺乏睾酮刺激，肿瘤仍能自主生长。几乎每个出现转移的前列腺癌患者最终都会进展为 mCRPC，该情况占前列腺癌死亡的大部分原因。

2. mCRPC 患者病死率较高，也是治疗的难点。进入 mCRPC 阶段的患者，首先应根据影像学检查结果明确远处转移灶位置，并进行组织活检以明确转移灶性质。在转移灶性质确定前，应继续对患者进行 ADT 治疗，维持血清睾酮处于去势水平（< 50ng/dl）；若患者发生骨转移，应首选地舒单抗或唑来膦酸进行抗骨吸收治疗；若骨转移灶伴随疼痛，则可考虑行姑息性放疗。

3. 对于既往未接受或接受过治疗和化疗的患者

（1）对于既往未接受过新型内分泌治疗和化疗的患者，Ⅰ级推荐方案包括恩扎卢胺（1A 类）、阿比特龙（1A 类）或多西他赛（1A 类）治疗；若患者伴有骨转移且出现症状，则行镭 -223 治疗。Ⅱ级推荐方案有奥拉帕利＋阿比特龙

(1B 类)、瑞维鲁胺、sipuleucel-T（1B 类）。Ⅲ级推荐方案为其他二线激素疗法。

（2）对于既往接受过新型内分泌治疗但未接受过化疗的患者，Ⅰ级推荐方案为多西他赛（1A 类）、奥拉帕利（1A 类）；若患者伴有骨转移且出现症状，则行镭 -223 治疗。Ⅱ级推荐方案包括恩扎卢胺 / 阿比特龙、泼尼松（2A 类）、sipuleucel-T（1B 类）、卡巴他赛（1B 类）、恩扎卢胺 + 多西他赛（2B 类）。Ⅲ级推荐方案为阿比特龙 / 地塞米松（3 类）。

（3）对于既往接受过多西他赛化疗但未接受过新型内分泌治疗的患者，Ⅰ级推荐方案为恩扎卢胺（1A 类）、阿比特龙（1A 类）、奥拉帕利（1B 类）；若患者伴有骨转移且出现症状，则行镭 -223 治疗。Ⅱ级推荐方案包括奥拉帕利 + 阿比特龙（1B 类）、卡巴他赛（1B 类）、瑞维鲁胺（2B 类）。

（4）对于既往接受过化疗和新型内分泌治疗的患者，Ⅰ级推荐方案为奥拉帕利（1B 类）。Ⅱ级推荐方案为多西他赛再尝试（2A 类）。若患者伴有骨转移且出现症状，则行镭 -223 治疗。Ⅲ级推荐方案包括临床研究、帕博利珠单抗、米托蒽醌、含铂化疗药、依托泊苷。

4. 恩扎卢胺：PREVAIL 研究是一项双盲、Ⅲ期研究，共纳入 1717 名mCRPC 患者，随机接受恩扎卢胺治疗或安慰剂治疗。与安慰剂组相比，恩扎卢胺组无进展生存期（PFS）（20.0 个月比 5.4 个月）以及 OS（35.3 个月比 31.3 个月）显著延长，并显著降低影像学进展风险以及死亡风险。AFFIRM 研究对比了恩扎卢胺与安慰剂用于 CRPC 患者的疗效，结果显示，恩扎卢胺组的中位 OS 显著高于安慰剂组（18.4 个月比 13.6 个月；$P < 0.001$）。2012 年 8 月，FDA 批准恩扎卢胺用于治疗多西他赛治疗失败的 mCRPC 患者，这一决定基于一项Ⅲ期随机安慰剂对照试验（AFFIRM）的结果。恩扎卢胺组和安慰剂组中位生存时间分别为 18.4 个月和 13.6 个月。在不同的亚组中，包括内脏转移的患者，生存时间均有所获益。

5. 阿比特龙：COU-AA-302 研究显示，在 1088 例未化疗的无症状或轻度症状 mCRPC 患者中，阿比特龙 + 泼尼松与安慰剂 + 泼尼松相比：中位数随访22.2 个月后，rPFS 得到明显改善（16.5 个月比 8.2 个月）；中位数随访 49.2 个月的最终分析显示，OS 终点明显改善（34.7 个月比 30.3 个月）；盐皮质激素超载（主要表现为体液潴留、水肿和低钾血症）及肝功能异常等不良反应大多为 1 ~ 2 级。2011 年 4 月，FDA 批准了阿比特龙联合低剂量泼尼松用于治疗多西他赛治疗失败的 mCRPC 患者，这是基于一项长期随机安慰剂对照临床试验（COU-AA-301）的结果。阿比特龙组和安慰剂组的中位生存时间分别为 15.8 个月与 11.2 个月。阿比特龙组在影像学进展时间、PSA 下降程度和疼痛缓解方面也有所改善。

6. 多西他赛：作用机制为可与游离的微管蛋白结合，促进微管蛋白装配成稳定的微管，同时抑制其解聚。这导致产生丧失正常功能的微管束和微管的固定，从而抑制细胞的有丝分裂，起到抗肿瘤作用。标准的一线化疗方案为多西他赛 75mg/m²，每 3 周一次，联合泼尼松 5mg，每天 2 次，持续 10 个周期。年龄并非多西他赛化疗的禁忌证。与米托蒽醌（首个用于前列腺癌化疗的药物）相比，多西他赛化疗的中位生存期延长了 2 ~ 2.9 个月。独立的预后因子包括内脏转移、骨痛、贫血（Hb < 130g/L）、骨扫描进展和前期经过雌莫司汀治疗。患者可分为三个风险组：低风险组（0 或 1 个因子），中风险组（2 个因子），高风险组（3 或 4 个因子），其中位数 OS 分别为 25.7 个月、18.7 个月和 12.8 个月。若不良反应严重，可选择两周低剂量方案：多西他赛 50mg/m²，每 2 周一次，该方案耐受性良好，3 ~ 4 级不良反应更少，且到达治疗失败的时间延长。

7. sipuleucel-T：sipuleucel-T 成为首个获批用于 mCRPC 的免疫治疗药物，这是一种肿瘤疫苗，由自体树突状细胞与融合蛋白 PA2024 在体外共同培养获得。PA2024 是一种由前列腺酸性磷酸酶（PAP）和粒细胞巨噬细胞集落刺激因子（GM-CSF）构建的融合蛋白（PAP-GM-CSF）。Ⅲ期临床试验 D9902B 显示，与安慰剂相比，Sipuleucel-T 使症状较轻或无症状 mCRPC 患者的生存期延长了 4.1 个月（25.8 个月比 21.7 个月）。

8. 多腺苷二磷酸核糖聚合酶 [poly（ADP-ribose）polymerase，PARP] 抑制剂：PROpel（NCT03732820）研究此前公布的结果显示，与安慰剂 +ABI（+ 泼尼松）相比，ABI（+ 泼尼松）+ 奥拉帕利一线治疗显著延长了 mCRPC 患者的中位 rPFS 时间（24.8 个月比 16.6 个月，HR = 0.66，95%CI 0.54 ~ 0.81，$P <$ 0.001），且不论患者的同源重组修复基因突变（homologous recombination repair mutation，HRRm）状态如何，均可从这一 PARPI 联合治疗方案中获益。ABI（+ 泼尼松）+ 奥拉帕利组可观察到中位 OS 时间有获益趋势（42.1 个月比 34.7 个月，HR = 0.81，$P > 0.05$）。针对生物标志物亚组的探索性分析显示：奥拉帕利联合 ABI（+ 泼尼松）对携带乳腺癌易感基因突变（breast cancer susceptibility gene mutation，BRCAm）的 mCRPC 患者的中位 rPFS 时间和中位 OS 时间有明确获益。2023 年欧洲肿瘤内科学会（ESMO）年度会议上报道了 PROpel 研究中的非 BRCAm 亚组数据：与安慰剂 +ABI（+ 泼尼松）相比，奥拉帕利 +ABI（+ 泼尼松）治疗为非 BRCAm 患者带来了显著的中位 rPFS 时间获益，研究者评估的中位 rPFS 时间为 24.1 个月比 19.0 个月（HR = 0.76，95%CI 0.61 ~ 0.94），盲态独立中心评估的中位 rPFS 时间为 27.6 个月比 16.6 个月（HR = 0.72，95%CI 0.58 ~ 0.90）。奥拉帕利联合 ABI（+ 泼尼松）

治疗表现出一定的中位 OS 时间获益趋势（39.6 个月比 38.0 个月，HR = 0.91，95%CI 0.73 ～ 1.13）。

奥拉帕利作为前列腺癌领域的首个靶向治疗药物，目前在中国已获批用于既往经新型内分泌治疗后进展的携带 BRCA 突变的 mCRPC 患者的治疗，这主要是基于Ⅲ期 PROfound 研究的主要结果。全球Ⅲ期临床试验 PROfound 研究数据显示，对于既往经新型内分泌药物（NHA）治疗后进展且携带 HRR 基因突变的 mCRPC 患者，相比 NHA 序贯治疗，奥拉帕利能够降低 51% 的影像学进展或死亡风险。尤其在 BRCA1/2 突变的人群中，奥拉帕利单药疗效尤为优异，对比序贯 NHA 可显著延长 rPFS（9.8 个月比 3.0 个月）及 OS（20.1 个月比 14.4 个月），临床获益明显。此外，PROfound 研究针对患者生活质量的事后分析也显示，相较于序贯 NHA 治疗，奥拉帕利有效减轻疼痛对患者的困扰，对生活质量影响更小。同时，奥拉帕利可降低至首次症状性骨骼事件风险达 63%，提示奥拉帕利能为前列腺癌患者带来更高的生活质量，巩固了奥拉帕利作为晚期前列腺癌患者治疗优选的地位。

9. 瑞维鲁胺：是一种新型雄激素抑制剂，最初在Ⅰ/Ⅱ期临床试验中被研究用作治疗转移性去势抵抗性前列腺癌（mCRPC）。Ⅰ期试验的主要终点是安全性，Ⅱ期试验则评估疗效指标，尤其是前列腺特异性抗原（PSA）反应。68% 的患者实现 12 周 PSA 反应，到第 12 周时，88.3% 的患者放射学检查提示骨病变无进展，34.4% 的患者出现软组织反应。患者对该药物耐受性良好，有 58.9% 的患者发生治疗相关不良事件（TRAEs），其中蛋白尿最常见，占比为 13.7%。

## 第三节　中西医结合治疗

前列腺癌是男性生殖系统常见的恶性肿瘤，常见于老年男性。随着社会老龄化的进程，前列腺癌的发病率逐渐升高。根据其临床表现，一般将其归为"淋证""癃闭""癥聚""血尿"等范畴。

### 一、病因病机

前列腺癌发展至终末期，正气受损，正虚无力祛邪外出，进一步发展成去势抵抗性前列腺癌。《黄帝内经》提出"肾藏精，主生殖，开窍于前后二阴"，《灵枢·经脉篇》提出足厥阴肝经"起于大指丛毛之际，……循股阴，入毛中，环阴器，抵小腹，挟胃，属肝，……"表明前列腺癌与肾、脾密切相关。目前认为转移性去势抵抗性前列腺癌病位在下焦，主要责之于脾、肾。中医学认为正气亏虚是根本。正气虚弱，气血运行失调，导致湿、痰、瘀、热等长期滞留体内，进一步损伤正气。病机主要为本虚标实，虚实夹杂且以虚为主。

## 二、治疗原则

前列腺癌的中医病机为本虚标实，虚实夹杂且以虚为主，以扶阳抑阴、解毒化瘀为治疗原则，可根据虚实标本的主次兼顾同治。去势治疗贯穿前列腺癌治疗始终，去势治疗后常表现为肾虚证候，当以补肾法论治。但现代药学研究表明补肾药物有类雄激素作用，并不适用于前列腺癌的治疗。中医学认为肾为先天之本，脾为后天之本，二者关系密切。脾胃为气血生化之源，化生水谷精微充养肾气；肾气为先天精气，滋养脾胃。因此，在趋势抵抗性前列腺癌中尤当重视补脾。

## 三、辨证论治

1.脾肾亏虚证　小便不通或点滴不爽，排尿乏力，神疲怯弱，腰膝冷痛，下肢酸软，畏寒肢冷，喜温喜按，大便溏泄，尿流渐细，舌淡，苔润，脉沉细。耳鸣，倦怠乏力，纳呆食少，舌淡红，苔薄白，脉沉细无力。

治法：温补肾阳，渗利水湿。

方药：真武汤加味。附子、茯苓、生姜、白术、白芍、龙葵、白英等。

2.湿热蕴结证　小便不畅，尿线变细，小便滴沥不通或成癃闭，偶有血尿，口苦口干，时有发热起伏，会阴部胀痛，拒按，舌质红，苔黄腻，脉滑数。

治法：清热利湿，通淋散结。

方药：八正散加减。木通、瞿麦、萹蓄、车前子、滑石、栀子、大黄、甘草梢、半枝莲、半边莲、白花蛇舌草等。

3.瘀毒互结证　小便难解，滴沥不尽，尿线变细，下腹胀满，甚或癃闭不通，间或血尿，可伴周身骨痛。舌紫暗或有瘀斑，苔微腻，脉细涩。

治法：行气散瘀解毒。

方药：桃仁红花煎加减。桃仁、红花、当归、白芍、生地黄、川芎、丹参、香附、青皮、穿山甲、延胡索等。

4.肝肾阴虚证　排尿困难，尿流变细，排尿疼痛，进行性加重，时有血尿，可有腰骶部及下腹部疼痛，头晕耳鸣，口干心烦，失眠盗汗，大便干燥。舌质红苔少，脉细数。

治法：滋养肝肾，解毒散结。

方药：六味地黄丸合左归丸加减。熟地黄、山茱萸、牡丹皮、山药、茯苓、泽泻、枸杞、牛膝、鹿角胶、龟甲胶、菟丝子、白花蛇舌草、半枝莲、半边莲等。

5.气血两亏证 疲乏，排尿无力，心悸怔忡，身疼腰痛，骨痛，贫血，舌淡，苔白，脉细。

治法：益气养血，祛瘀散结。

方药：肾愈汤加减。生地黄、熟地黄、白芍、川芎、人参、当归、黄芪等。

## 四、外治法

1.中药外敷 ①冰片 1g，白胡椒 8 粒，分别研末。洗净脐部，常规消毒，先把冰片放入脐孔，再用白胡椒末填满，外盖塑料薄膜，以胶布密封。7～10 日换药一次，5 次为 1 个疗程，每疗程间隔 7 天。适用于小便不利或滴沥不畅。②大葱白 9cm，白矾 15g，以上 2 味共捣烂如膏状贴于肚脐上，每日换一次，贴至尿通为度。适用于前列腺癌小便不通、点滴难出。③白颈蚯蚓 5 条、小田螺 5 个、荜澄茄 15g，以上三味共捣烂，拌米饭为丸，敷脐上。适用于前列腺癌癃闭、尿塞不通、少腹胀痛难忍者。④甘遂 2g，研为细末，用醋调膏，纱布包裹，外敷脐部，以通为度。

2.中药灌肠 地锦草、蒲公英、紫花地丁各 30g，茅根、石韦各 20g，皂角刺 12g，炮穿山甲 10g，煎成 1500ml 药液，待温度降至 40℃时，保留灌肠，每日一次。适用于尿频尿急尿痛。

3.中药熏洗 白芷、萆薢各 30g，甘草 6g。共煎汤一盆，坐浴时用手按摩小腹至外阴，以有温热感为度。每次坐浴 30 分钟，每日一次。适用于尿痛，排尿困难，腰骶部隐痛。

## 五、针灸疗法

根据病情需要，可选择体针、头针、电针、耳针、灸法、穴位埋线、穴位敷贴、耳穴压豆和拔罐等方法。①小便淋漓不畅或癃闭：实证者常选用肾俞、膀胱俞、中极、三阴交等穴位，中弱刺激，留针 15 分钟，间歇运针，每日 1 次，10 次为 1 个疗程。虚证选用肾俞、关元、中极、膀胱俞等穴位，轻刺激，再用艾条灸，并针足三里。②小便灼热或血尿：选用肾俞、京门、血海、委中、中极等穴位，肾俞、京门用平补平泻，余穴均用泻法。留针 15 分钟，每日 1 次，10 次为 1 个疗程。③小便疼痛及少腹疼痛：选肾俞、足三里、三阴交、膀胱俞、关元俞、委中、承山、阴陵泉、中极、关元等穴位轻刺激，留针 15 分钟。每日 1 次，10 次为 1 个疗程。④正虚者可于针后加艾灸 1～5 壮（艾条灸 5～15 分钟）。

## 六、预防调护

针对前列腺癌的病因，采取相应的预防措施，如虚邪贼风，避之有时，起居有节，调畅情志，饮食适宜，不忘劳作等。戒烟、戒酒，保持心情愉悦，对本病的防治有重要意义。

既病之后，要使患者树立战胜疾病的信心，积极配合治疗，起居有节，调畅情志，饮食清淡易于消化，适当参加锻炼。治疗用药要"衰其大半而止"，过度抗肿瘤治疗常易耗伤正气。一般宜"缓缓图之"，最大限度延长患者生存期，减少痛苦，提高生活质量。

## 第四节　化疗在转移性去势抵抗性前列腺癌中的应用

前列腺癌化疗方案较少，对于既往新型内分泌治疗失败且未经化疗的mCRPC 患者，可考虑化疗，可选药物有多西他赛、卡巴他赛、米托蒽醌等。

1. **多西他赛**　又名多烯紫杉醇，是一种紫杉烷类抗肿瘤药物。它主要通过加强微管蛋白聚合并抑制微管解聚作用，形成稳定的非功能性微管束，从而阻碍肿瘤细胞的有丝分裂，最终诱导其凋亡，达到抗肿瘤效果。TAX327研究证实，多西他赛（75mg/m²，每 3 周 1 次的治疗方案）的中位生存期为 17.5 个月，较米托蒽醌提高了 2 ～ 2.9 个月。因此，多西他赛联合泼尼松成为治疗有症状转移性 CRPC 患者的标准治疗方案。不良反应包括骨髓抑制、过敏、疲劳、脱发、腹泻、神经病变和血管神经性水肿。患者接受 8 ～ 10 个周期治疗后，临床疗效可最大化获益。

2. **卡巴他赛**　是第三代半合成紫杉烷类药物，通过与微管蛋白结合抑制肿瘤细胞进入有丝分裂期，从而抑制细胞增殖。其半衰期较长，作用较多西他赛更持久。与阿比特龙 / 恩扎卢胺相比，卡巴他赛能显著改善 mCRPC 患者的影像学无进展生存期（8 个月比 3.7 个月）及总生存期（13.6 个月比 11 个月）。因此，它可作为多西他赛治疗失败后的二线化疗用药之一。不良反应包括骨髓抑制、腹泻、恶心呕吐和疲劳。卡巴他赛联合泼尼松化疗方案容易引起中性粒细胞减少症，因此在用药前应预防性使用集落刺激因子。

3. **米托蒽醌**　是一种蒽环类细胞周期非特异性抗肿瘤药物，能与细胞 DNA结合，抑制核酸合成导致细胞死亡。它曾最早用于治疗 CRPC，能改善疼痛症状及其他生活质量相关指标，但未能延长总体生存时间，现已不作为 mCRPC的常规治疗选项。米托蒽醌还存在心脏毒性，临床工作者应定期监测患者的心功能，尽量避免因不良反应造成的严重不良后果。

4. **铂类药物**　与单用卡巴他赛相比，卡巴他赛联合卡铂治疗有内脏转移、低 PSA、高 LDH、高 CEA、神经内分泌改变、溶骨性骨转移或存在 PTEN/TP53/RB1 中至少 2 个突变的 mCRPC 患者，能获得更长的 PFS 时间（4.5 个月比 7.3 个月）。此外，铂类化疗可能是 HRR 改变 mCRPC 患者的有效治疗药物选择之一。注：AUC 是指药物血药浓度下的曲线下面积，表示一段时间内药物在血浆中的相对累积量。

## 第五节　免疫检查点抑制剂在转移性
## 去势抵抗性前列腺癌中的应用

### 一、免疫检查点抑制剂作用机制

在正常情况下，免疫系统通过一系列复杂的机制来维持自身的平衡，避免过度激活而导致自身免疫性疾病的发生。其中，免疫检查点是人体自然存在的抑制免疫系统的方法，当它们被激活时，免疫细胞的功能会被抑制，从而实现"免疫逃逸"。

免疫检查点抑制剂是一类新型肿瘤免疫疗法药物，在转移性去势抵抗性前列腺癌的癌症治疗中发挥着重要作用。其主要作用机制是通过抑制或阻断特定检查点来重新激活免疫系统的抗肿瘤能力。具体来说，检查点抑制剂可以阻止肿瘤细胞对 T 细胞的抑制，使 T 细胞能够更有效地识别和攻击肿瘤细胞。这样一来，免疫系统就能重新恢复对肿瘤细胞的杀伤作用，从而达到抗肿瘤的目的。包括 PD-1、PD-L1、CTLA-4 等免疫检查点的药物，其药物作用的相关机制已在本书第 3 章第二节中详细介绍。

目前，已有多种类型的检查点抑制剂被批准用于临床抗肿瘤治疗，包括针对程序性死亡受体 1（PD-1）、程序性死亡受体配体 1（PD-L1）和细胞毒性 T 淋巴细胞相关抗原 -4（CTLA-4）等免疫检查点的药物。免疫检查点抑制剂在实体瘤如肺癌、恶性黑色素瘤、乳腺癌等多种类型的恶性肿瘤治疗中疗效显著。

CTLA-4 是免疫球蛋白基因超家族中的一员，主要表达在活化的 T 细胞上。CTLA-4 与 B7 分子（CD80/CD86）竞争性结合，从而抑制 T 细胞的活化和增殖。这种竞争性抑制减弱了 T 细胞的初始激活和免疫应答。针对 CTLA-4 的抑制剂通过阻断 CTLA-4 与 B7 分子的结合，促进 T 细胞的活化和增殖，加强对肿瘤的免疫反应，实现抗肿瘤的目的。

PD-1 是一种位于 T 细胞表面的免疫检查点受体，PD-L1 是 PD-1 的主要配体，它可以表达在肿瘤细胞和某些免疫细胞表面。当 PD-1 与其配体 PD-L1 结合时，会抑制 T 细胞的活性。许多肿瘤细胞通过表达 PD-L1 来抑制免疫反应，从而逃避免疫系统的监视和攻击。针对 PD-1 或 PD-L1 的抑制剂可以阻断这一途径，恢复 T 细胞的活性，增强体内对肿瘤细胞的免疫反应。

CAR-T 细胞治疗是将编码识别肿瘤相关抗原（TAA）和使免疫受体活化的系列基因重组成质粒，再修饰患者自身的 T 淋巴细胞而得到。最终将这些 CAR-T 细胞导入患者体内，使其表达特异性 CAR 分子识别 TAA，从而使 T 细胞激活增殖，并释放大量细胞因子杀伤特异性肿瘤细胞。

## 二、免疫检查点抑制剂在 mCRPC 治疗中的临床应用

相比于其他泌尿生殖系统恶性肿瘤，前列腺癌具有更强的免疫抑制微环境，这种强烈的免疫抑制环境会在多个水平上损害自然杀伤细胞（NK 细胞）的功能，从而影响前列腺特异性抗原的呈递，因此 mCRPC 可能不太容易受到免疫检查点抑制剂的影响。然而，仍有一些研究在探索免疫检查点抑制剂在 mCRPC 治疗中的潜力。

伊匹木单抗是一种阻断 CTLA-4 与其配体（CD80/CD86）结合的单克隆抗体，已经获批用于多种实体瘤。其机制主要是特异性结合 CTLA-4，从而阻断 CTLA-4 与其配体的结合，增加 T 细胞激活和增殖，以达到杀伤肿瘤细胞的作用。

帕博利珠单抗、纳武利尤单抗是临床常用的 PD-1 抑制剂，已获批用于多种实体瘤的免疫治疗。PD-1 抑制剂可以阻断 PD-1 与其配体 PD-L1 的结合来重新激活 T 细胞活性，实现对肿瘤细胞的杀伤作用。

伊匹木单抗在 mCRPC 中的两项早期Ⅲ期研究均未能达到改善总生存期（OS）的主要终点。伊匹木单抗联合纳武利尤单抗的双药免疫治疗在其他恶性肿瘤中取得较好的疗效，未来在 mCRPC 中的治疗需要进一步探索。

dMMR（缺陷的 DNA 错配修复）或 MSI-H（微卫星高度不稳定性）状态被认为是一种潜在的预测免疫检查点抑制剂疗效的生物标志物，这是由于 DNA 错配修复基因发生缺陷或突变，细胞无法有效修复 DNA 复制时出现的错误而引起的。这种错误的累积会导致基因组的微卫星区域发生长度的改变，即微卫星不稳定性高。通常采用免疫组化检测 MMR 蛋白（MLH1、MSH2、MSH6 和 PMS2）的表达情况，或者利用 PCR 技术分析微卫星区域长度的变化来检测 dMMR/MSI-H 状态。多项研究表明，dMMR/MSI-H 状态的实体瘤患者通常比具有微卫星稳定性（MSS）的患者预后较好。因此，检测 dMMR/MSI-H 状态有助于评估患者的预后和指导后续治疗策略。

一项针对 dMMR/MSI-H 实体瘤的临床试验（KEYNOTE-158）中，共纳入 mCRPC 患者 6 例应用帕博利珠单抗，结果显示 mCRPC 所在队列客观缓解率高达 34.3%，疾病控制率达 66.7%，中位无进展生存期为 4.8 个月。这表明 PD-1/PD-L1 抑制剂为 dMMR/MSI-H 阳性的 mCRPC 患者带来了新的治疗机会。

在 PD-L1 表达阳性的 mCRPC 患者中，PD-1/PD-L1 抑制剂也展现出了一定的疗效。在参加 KEYNOTE-028 研究的 23 例 PD-L1 阳性 mCRPC 患者中，帕博利珠单抗的客观缓解率（ORR）为 17%，疾病控制率（DCR）为 30%，估计 12 个月 OS 率为 37%。此外，KEYNOTE-199 研究显示，不论 PD-L1 表达情况如何，在 RECIST 可测量和骨骼转移为主的 mCRPC 中均显示出了良好的活性。

### 三、免疫检查点抑制剂在 mCRPC 治疗中面临的挑战

免疫检查点抑制剂在 mCRPC 中的应用仍处于探索阶段，面临着诸多挑战和机遇。前列腺癌通常被认为是"冷"肿瘤，表现为较少的突变负荷和免疫细胞浸润，这可能导致免疫治疗的效果不佳。虽然 dMMR、MSI-H、PD-L1 表达等在 mCRPC 中显示出一定的预测价值，但仍需探索更准确的标志物。在安全性管理上，虽然许多患者能够耐受免疫检查点抑制剂的治疗，但一些患者可能会经历严重的免疫相关不良事件。这就要求临床工作者具备管理这些副作用的知识和技能，及时诊断并进行干预，以确保患者安全。这对临床工作者而言是一项重大挑战。

目前，免疫检查点抑制剂单药在 mCRPC 中的治疗效果有限，因此，免疫检查点抑制剂与其他治疗手段（如化疗、激素治疗、放疗或其他免疫疗法）的组合可能是未来的探索趋势。然而，确定有效的组合策略、剂量和治疗方案仍是一大挑战。

总之，免疫检查点抑制剂在 mCRPC 中的应用仍处于探索阶段。探索能够预测治疗疗效的生物标志物，以及开展针对性的临床试验，是未来研究的方向之一。

### 四、免疫检查点抑制剂相关毒性

免疫检查点抑制剂在 mCRPC 中的应用的毒性反应基本与在 mCRPC 中的反应相同，产生的机制、特点、检测、管理及治疗基本相同，在此不再赘述，详细内容可见本书第三章第二节相关部分。

### 五、免疫治疗实体瘤疗效评价

#### （一）免疫治疗的非典型反应特征

免疫检查点抑制剂具有独特的作用机制，导致其应答模式与传统化疗或靶向治疗不同。临床中观察到的非典型反应特征包括延迟反应、假性进展、分离反应和超进展等。

由于免疫反应涉及抗原呈递、T 细胞活化、增殖等多个环节，需要一定时间才能建立起免疫应答，且存在较大个体差异，部分患者表现出延迟反应，即免疫治疗起效或缓解出现的时间较晚。

在免疫治疗临床应用中，有时观察到患者肿瘤暂时性增大，随后肿瘤缩小，这种现象称为假性进展。它可能由免疫激活引起的炎性细胞浸润或水肿导致影像学上的"肿瘤增大"，而非真正的肿瘤细胞增殖。当患者根据 RECIST 1.1 标准评估为疾病进展时，若未出现快速进展、临床症状或实验室检查指标快速恶化及体力状况评分下降，可结合整体临床获益，考虑继续免疫治疗，并在 4 ~ 8 周后再次评估，以决定是否调整后续治疗方案。

临床上，患者在接受免疫治疗后，不同位置的病灶可能表现出不同的治疗响应，部分增大而部分缩小，这种现象称为分离反应。其机制与患者病灶的肿瘤异质性相关，发生率为 3.3% ~ 47.8%。出现分离反应的患者其生存获益低于完全缓解或部分缓解的患者，但高于疾病进展的患者。值得注意的是，由于分离反应的病灶可能同时存在假性进展的情况，若患者临床症状稳定，可参考假性进展的临床处理策略，继续免疫治疗和（或）局部治疗以增加临床获益。假性进展和分离反应在临床上可表现为寡进展，对于这部分患者，可以考虑继续免疫治疗联合局部治疗。

临床上，一部分患者在接受免疫治疗后非但没有获益，反而出现疾病快速进展的现象，称为超进展。满足以下三个条件方可判定为超进展：①治疗失败时间 < 2 个月；②肿瘤负荷相比于基线期增长 > 50%；③免疫治疗后肿瘤生长速率增加 2 倍以上。目前，超进展尚缺乏确认的预测标志物，因此免疫治疗前应向患者告知可能存在的超进展风险，开启免疫治疗后进行动态评估。如检测肿瘤动力学后考虑存在超进展，则应及时停止免疫治疗，减少患者对免疫治疗药物的暴露时间，并及时更换其他临床治疗策略。

**（二）免疫治疗实体瘤疗效评价标准**

免疫治疗的非典型反应特征给疗效评价带来了新的问题和挑战。基于免疫治疗的独特作用机制和特殊反应类型，针对免疫治疗肿瘤疗效评价的新标准相继出现。其中，免疫治疗实体瘤疗效评价标准（表 4-1）是在 irRC、irRECIS 和 iRECIST 基础上发展起来的免疫治疗疗效评价标准。然而，该疗效评价标准仅是一个国际上认可的疗效评价标准共识，尚不能替代 RECIST 1.1 来评价真实世界中免疫治疗的疗效。

表 4-1　免疫治疗实体瘤疗效评价标准

| 重要参数 | 描述 |
| --- | --- |
| 病灶测量 | 单径测量（同 RECIST1.1） |
| 基线靶病灶大小要求 | 直径＞ 10mm（淋巴结直径≥ 15mm）（同 RECIST1.1） |
| 基线靶病灶数量限制 | 最多 5 个靶病灶，每个器官最多 2 个靶病灶（同 RECIST1.1） |
| 非靶病灶 | 参与定义 iCR 和 iUPD |
| 新病灶 | 新病灶中的靶病灶总数不超过 5 个（每个器官不超过 2 个），计入直径求和，但不计入基线直径和<br>新病灶中的非靶病灶系其他所有新病灶（含可测量或不可测量） |
| iCR | 所有病灶消失（同 RECIST1.1 对 CR 定义） |
| iPR | 靶病灶直径求和缩小程度≥ 30%（同 RECIST1.1 对 PR 定义） |
| iSD | 未达到 iUPD，也未达到 iPR 标准（同 RECIST1.1 对 SD 定义） |
| 免疫未确认的进展（iUPD） | 定义<br>①靶病灶直径求和增加程度＞ 20%，最小 5mm（同 RECIST1.1 对 PD 定义）<br>②非靶病灶进展（同 RECIST1.1 对 PD 定义）<br>③出现新病灶（同 RECIST1.1 对 PD 定义）<br>所有的 iUPD 均需要在 4 ~ 8 周进行确认<br>若患者未出现快速进展、临床症状或实验室检查指标快速恶化及体力状况评分下降结合总体临床获益，可继续接受免疫治疗，确认过程中不停药 |
| 免疫确认的进展（iCPD） | 原 iUPD 病灶上进行的 iCPD<br>①原 iUPD 靶病灶基础上靶病灶直径求和增加程度≥ 5mm<br>②原 iUPD 非靶病灶基础上出现非靶病灶进展<br>③原 iUPD 新病灶基础上出现新的靶病灶或新的非靶病灶或新病灶直径求和增加程度≥ 5mm<br>其他 iCPD<br>①原 iUPD 靶病灶基础上出现非靶病灶进展，或出现新病灶<br>②原 iUPD 非靶病灶基础上，靶病灶直径求和增加程度＞ 5mm，或出现新病灶 |

注：如果确定了免疫确认的进展，患者出现进展的时间以初次评价免疫未确认的进展时间为准；部分患者可能经过多次免疫确认的进展后仍可从免疫治疗中获益。

## 第六节　靶向药物在转移性去势抵抗性前列腺癌中的应用

### 一、PARP 抑制剂在 mCRPC 中的应用

#### （一）PARP 抑制剂抗肿瘤机制

PARP 抑制剂在 mCRPC 中的作用机制与其在 mHSPC 中的作用机制相同，在此不再赘述，详见第二章第三节部分内容。

#### （二）基因检测在前列腺癌诊治中的应用

基因检测在前列腺癌的诊断、预后判断和指导个体化治疗等方面均发挥着重要作用。对于 mCRPC 患者，基因检测有助于评估预后和疾病进展风险，并明确 BRCA 和其他 HRD 相关基因的状态，以指导后续治疗方案的制订。对于存在 BRCA 等关键基因缺陷的患者，临床医生可以优先考虑 PARP 抑制剂等靶向治疗方案，以期获得更佳的治疗效果。

检测 HRD 或 BRCA 基因突变的方法主要是通过基因测序技术（NGS）对 BRCA1/2 及其他同源重组修复相关基因进行全基因组或靶向测序，直接检测潜在的胚系或体细胞突变。检测的标本主要有组织标本与血液标本两种。前者来源于肿瘤组织，能够全面反映肿瘤细胞的基因变化情况，敏感性较高；后者由于循环肿瘤细胞 DNA（ctDNA）/循环肿瘤细胞 RNA（ctRNA）的浓度较低，检出率会受到一定影响，但对于部分无法获取组织标本的患者，例如以骨转移为主要转移形式的 mCRPC 患者来说，是一种可选的方式。此外，液体活检亦可作为肿瘤治疗过程中的动态监测手段，实时评估肿瘤的分子进展，以指导后续治疗。

#### （三）PARP 抑制剂在治疗 mCRPC 中的临床研究及应用

BRCA 基因突变及同源重组修复缺陷（HRD）表型在部分前列腺癌患者中的发生，与基因自然突变、男性生物学特点、年龄、环境暴露、遗传等多种因素有关。BRCA1/2 基因位于常染色体，男性只有一份拷贝。一旦发生突变，就无法依赖另一个正常拷贝的基因来进行补偿，这使得男性更易发生 BRCA 相关的癌症，包括前列腺癌。前列腺癌发病年龄较晚，随着年龄的增长，DNA 修复机制会逐渐失常，更容易发生 BRCA 或其他 DNA 修复基因的突变，导致出现 HRD 表型。而辐射、化学污染物、吸烟等环境因素和生活方式都可能使 DNA 修复基因突变，从而增加 HRD 的风险。此外，胚系 BRCA 基因突变患者的后代伴有 BRCA 缺陷的风险会升高，具有遗传倾向。

在 mCRPC 患者中，20% ～ 30% 的患者存在 DNA 损伤修复基因的有害改变，包括直接或间接损伤同源重组修复的基因。PROfound 研究是一个Ⅲ期临床研究，评估了 PARP 抑制剂奥拉帕利对于携带特定同源重组修复（HRR）基因突变的 mCRPC 患者的疗效。该研究结果表明，对于存在 *HRR* 基因突变的 mCRPC 患者，奥拉帕利与标准治疗（阿比特龙）相比有着明显的获益，中位无进展生存期达 7.4 个月，中位总生存期达 18.5 个月，明显优于对照组。FDA 批准奥拉帕利单药用于既往经阿比特龙治疗后进展，且携带致病或疑似致病胚系或体系同源重组修复基因改变（*ATM*、*BRCA1*、*BRCA2*、*BARD1*、*BRIP1*、*CDK12*、*CHEK1*、*CHEK2*、*FANCL*、*PALB2*、*RAD51B*、*RAD51C*、*RAD51D*、*RAD54L*）的 mCRPC 患者的标准治疗方案（奥拉帕利 300mg 口服，每日 2 次）；卢卡帕利是 FDA 批准的用于 *BRCA1/2* 突变 mCRPC 患者的标准二线治疗方案（卢卡帕利 600mg，每日 2 次）。尼拉帕利联合阿比特龙是携带胚系和（或）体系有害或疑似有害 *BRCA1/2* 基因突变的 mCRPC 的可选治疗方案（尼拉帕利 200mg 联合阿比特龙 1000mg 口服，每日 1 次）。

**（四）PARP 抑制剂在治疗 mCRPC 中的挑战**

PARP 抑制剂面临的挑战包括：治疗前需要进行基因检测、毒性管理，以及 *HRR* 基因突变的限制等。与其在 mHSPC 中的挑战相同。都是 PARP 抑制剂能否用于前列腺癌患者的共性问题。

## 二、CDK4/6 抑制剂在治疗 mCRPC 中的应用

CDK4/6 抑制剂主要作为后线治疗或联合治疗的一部分，疗效有限。CDK4/6 抑制剂在 mCRPC 治疗中的应用主要作为后线治疗或联合治疗的一部分，旨在通过抑制细胞周期和雄激素受体（AR）信号通路，延缓疾病进展并改善患者预后。mCRPC 患者通常经过多线治疗（如新型内分泌治疗、化疗等）后疾病进展，治疗选择有限。CDK4/6 抑制剂单药治疗的疗效有限，因此常与其他治疗联合使用，例如与新型内分泌治疗药物（如阿比特龙或恩扎卢胺）联合，以增强抗肿瘤效果。临床研究（如 CYCLONE 2 试验）正在评估阿贝西利（abemaciclib）联合阿比特龙在 mCRPC 中的疗效，初步结果显示联合治疗可能延长无进展生存期（PFS）。然而，CDK4/6 抑制剂的疗效可能受肿瘤异质性和 AR 信号通路状态的影响，对于 AR 信号通路依赖性强或 RB1 基因完整的患者，治疗效果可能更显著。总体而言，CDK4/6 抑制剂为 mCRPC 患者提供了一种新的治疗选择，但其最佳应用策略仍需进一步研究和优化。

## 第七节　骨相关治疗

骨骼是前列腺癌最常见的转移部位，约有 70% 的前列腺癌患者会出现骨转移及其引发的骨相关事件（SREs）。SREs 主要包括病理性骨折、脊髓压迫、骨放疗后症状、骨转移灶进展和高钙血症等。骨转移及其相关事件会导致疼痛、活动障碍，甚至发生病理性骨折，严重影响患者的生活质量及预后。随着人们生活水平逐渐提高，加之医疗水平的大幅提升，转移性前列腺癌患者的生存期已得到明显延长。据报道，约 41% 的前列腺癌患者在确诊骨转移后 2 年内会发生脊髓压迫、病理性骨折等 SREs。此外，mCRPC 患者经过雄激素剥夺治疗（ADT）和内分泌治疗后，加速了骨质流失，使患者更易出现骨质疏松，增加骨折风险。这使得患者生活质量降低，且加重患者经济负担。因此，在积极进行抗肿瘤治疗的同时，临床工作者需要更加关注骨相关事件。

### 一、前列腺癌骨转移机制

虽然乳腺癌和其他癌症的骨转移常以溶骨性转移为主，但前列腺癌骨转移以成骨性转移为主，约占前列腺癌骨转移的 95%，少见单纯的溶骨性转移。

肿瘤诱发的骨病变通常由前列腺癌细胞诱导的成骨细胞和破骨细胞之间的不平衡引起。研究表明，前列腺癌细胞可以分泌增加成骨细胞活性的因子，从而影响成骨细胞的增殖和分化。且骨基质中富含多种生长因子和细胞因子，如 RANKL、TGF-β、VEGF 等，为癌细胞着床和生长创造了适宜的条件。此外，前列腺癌细胞可通过分泌特定细胞因子刺激破骨细胞活化，促进骨吸收，同时游离的生长因子又反过来刺激癌细胞生长，形成"恶性循环"，从而逐渐发展为溶骨性转移。

### 二、前列腺癌骨转移的临床表现

早期前列腺癌骨转移常无明显症状，部分患者因骨转移灶进展，出现疼痛、病理性骨折或肢体活动障碍等症状后就诊才发现。前列腺癌的骨转移通常先侵犯骨盆和脊柱，颅骨转移相对较少见；在外周骨中，股骨发生转移的可能性要高于四肢其他部位。疼痛和（或）活动受限是前列腺癌骨转移患者最常见的临床表现；脊柱转移可能引发椎体压缩性骨折，伴有剧烈疼痛，甚至引发截瘫；伴有高钙血症的骨转移患者可累及全身多个系统，甚至合并恶病质。

### 三、前列腺癌骨转移的诊断

#### （一）骨转移高危人群

具有以下任何一项指标均可视为前列腺癌骨转移的高危人群，建议进行骨转移的相关检查：①伴有骨痛或病理性骨折；②总前列腺特异性抗原（t-PSA）≥10ng/ml；③ Gleason 评分≥ 8 分；④伴有碱性磷酸酶升高；⑤伴有高钙血症；⑥临床 T 分期≥ T3 期。

#### （二）前列腺癌骨转移诊断

1. X 线片　X 线片因对骨转移的检测灵敏度较低，一般不作为前列腺癌骨转移的筛查手段。但 X 线片诊断骨转移的特异性较高，可以根据 X 线片显示的骨质破坏程度评估病理性骨折的风险，作为诊断骨折、骨质破坏的检查方法。

2. CT　CT 较 X 线片诊断骨转移的灵敏度提高，尤其对骨皮质破坏有明显的优势，并且可以显示骨转移灶周围的血供情况、与邻近软组织的结构关系等。尤其对于骨扫描可疑阳性的患者，需要进行鉴别诊断时，CT 的意义较大。此外，对于需要进行骨穿刺活检的前列腺癌骨转移患者，CT 引导下的骨穿刺活检可提高其准确性及安全性。

3. MRI　在骨转移的诊断中具有较高的准确性，可作为评估骨转移的首要方法，尤其是针对仅存在于骨髓的转移灶。对于脊柱转移瘤、脊髓受压、神经侵犯等情况的检查，也可优先选择 MRI。且 MRI 无电离辐射，安全性高。但 MRI 也存在一定的局限性，如检查耗时较长，容易受到呼吸运动的影响。

4. 单光子发射计算机辅助断层显像（SPE/CT）　锝 -99m 亚甲基二膦酸盐（$^{99m}$Tc-MDP）SPECT 全身骨显像是筛查前列腺癌骨转移的首选方法，具有高灵敏度和价格便宜等优点。但 SPECT 特异性相对较低，存在假阳性及假阴性问题。在 SPECT 有阳性发现后，需结合 CT 或 MRI 进一步明确骨转移情况。

5. 正电子发射计算机断层扫描（PET/CT）　可以早期诊断骨转移，能较为灵敏地显示微小的骨转移灶。不同的显像剂对于骨转移病灶的诊断有所差异，目前常用的显像剂有：$^{18}$F-NaF、$^{18}$F-FDG、$^{18}$F/$^{68}$Ga-PSMA。其中，$^{18}$F-FDG PET/CT 对于溶骨性转移及骨髓转移的灵敏度高，而 $^{18}$F-NaF PET/CT 对于成骨性转移的灵敏度高，且二者均优于 SPE/CT。虽然 $^{18}$F-NaF PET/CT 在骨转移诊断方面的价值优于 $^{18}$F-FDG PET/CT，但 $^{18}$F-FDG PET/CT 在评估脏器及淋巴结方面更有优势。而 $^{18}$F/$^{68}$Ga-PSMA PET/CT 既可以评估全身情况，对于骨转移的评估也可与 $^{18}$F-NaF PET/CT 相当。然而，价格昂贵及较大的电离辐射伤害使得 PET/CT 不能作为前列腺癌骨转移的常规评估工具。

6.骨活检　骨穿刺活检是诊断骨转移的"金标准"，但并不是所有骨转移患者都需要进行骨穿刺活检来明确诊断。骨活检通常是在 CT 引导下进行穿刺活检，是一项有创性操作，对患者具有一定的损伤。对于影像学已经明确存在骨质破坏且存在其他器官转移的患者，可以不必常规进行穿刺活检。但存在以下情况时，可考虑骨穿刺活检：① $^{99m}$Tc-MDP 全身骨显像发现孤立骨病灶，怀疑骨转移，但其他影像学检查没有发现骨质破坏征象；②影像学显示存在骨转移，但无可穿刺的软组织病灶，但在抗肿瘤治疗前需要取得病理的患者；③ mCRPC 患者骨转移灶穿刺活检进行病理及基因检测，以指导下一步精准治疗。

总之，前列腺癌骨转移病变可通过 X 线片、磁共振、SPECT、PET/CT、骨活检等方式来检测，其确诊的"金标准"是骨穿刺活检。

**（三）前列腺癌骨转移的治疗**

前列腺癌骨转移治疗的主要目的是预防和减少 SREs 的发生，缓解骨转移所致疼痛，提高患者的生活质量。将全身治疗与局部治疗相结合，可以为前列腺癌骨转移患者带来更多的益处。

1.骨改良药物　骨改良药物是一类用于缓解因骨转移引起的 SREs 的药物总称。临床常用的药物包括双膦酸盐及地舒单抗。

双膦酸盐具有较强的骨亲和性，能特异性结合骨质中的羟磷灰石，抑制破骨细胞活性，从而抑制骨质吸收。此外，双膦酸盐还能抑制肿瘤细胞与骨基质蛋白的结合，减少肿瘤细胞在骨组织定植的能力；同时也能抑制肿瘤细胞分泌促进迁移的蛋白酶，阻止肿瘤细胞在骨组织中扩散。双膦酸盐类药物已发展至第三代，包括一代药物氯膦酸盐、二代药物帕米膦酸盐，而唑来膦酸作为第三代双膦酸盐，通过延长侧链来进一步增强药物活性。

地舒单抗是一种全人源化单克隆抗体，可以特异性地阻断 RANKL（核因子 κB 受体激活物配体）与 RANK（核因子 κB 受体激活物）的结合，使骨前体细胞无法分化为成熟破骨细胞，从而抑制破骨细胞的形成、活化和存活，最终抑制骨吸收的作用。前列腺癌骨转移一旦确诊，即推荐使用骨改良药物进行治疗。骨改良药物的使用时长目前尚无明确定论，一般认为连续使用不超过 2 年。据报道，癌症患者经过 2 年以上的唑来膦酸静脉注射治疗（4mg/ 次，1 次 / 月），下颌骨坏死的发病率为 3.8% ～ 18%，明显高于治疗时间在 2 年内的患者（发病率为 1.6% ～ 4%）。对于接受地舒单抗治疗的患者，下颌骨坏死的发病率为 1.9%（＜ 2 年）和 6.9%（＞ 2 年）。

临床应用骨改良药物应注意其不良反应，包括低钙血症、下颌骨坏死、肾功能损害、流感样症状等。建议前列腺癌骨转移患者，在临床使用骨改良药物时常规补充钙剂及维生素 D，并在用药期间定期检测血钙水平。下颌骨坏死是使用骨改良药物出现的少见但严重的不良反应，目前机制尚不明确，存在多种假说，如骨重建抑制学说、血管生成抑制学说、口腔微生物感染学说、免疫抑制学说等。骨重建抑制学说认为，颌骨改建依赖于成骨细胞与破骨细胞的功能偶联。双膦酸盐及地舒单抗均会抑制破骨细胞的功能，进而使成骨细胞功能受损、导致骨代谢紊乱，最终诱发下颌骨坏死。血管生成抑制学说认为，双膦酸盐可抑制颌骨内血管生成，造成局部骨质缺血，拔牙或其他牙科治疗等创伤后可能诱发下颌骨坏死。此外，一些针对 VEGF 及相关通路的药物，如贝伐珠单抗等，亦可诱发骨坏死，在一定程度上支持该学说。口腔微生物感染学说认为，颌骨仅靠一薄层黏骨膜与口腔中各种微生物相隔，极易因轻微创伤而暴露于牙源性感染的环境中，进而引起下颌骨坏死。但该学说目前存在争议。免疫抑制学说认为，下颌骨坏死患者大多有长期糖皮质激素使用史、恶性肿瘤史或化疗史，处于免疫抑制状态。这种状态一方面可能是原发疾病及相应治疗导致的，另一方面也可能受双膦酸盐等药物的影响。例如，双膦酸盐可能通过影响 NK 细胞及 T 细胞对机体免疫产生影响。

唑来膦酸盐类药物致病效力最强，下颌骨坏死发病率约为帕米膦酸二钠的 5 倍；使用抗骨吸收药物地舒单抗后，下颌骨坏死的发生率与唑来膦酸相近，但发病更早。药物联合应用也可提高发病风险，研究报道双膦酸盐与地舒单抗的叠加作用可导致发病率提升至 0.7% ~ 1.9%。

建议使用前进行牙科评估，在治疗过程中应避免侵入性的牙科治疗。如必须进行侵入性牙科治疗，建议推迟骨改良药物的使用，直至牙科治疗结束。对于肾功能受损的患者（肌酐清除率为 30 ~ 60ml/min），唑来膦酸应减量使用；而肾功能受损严重患者（肌酐清除率 < 30ml/min）不建议使用唑来膦酸。同时，对肾功能正常的患者使用唑来膦酸时需监测肾功能，而地舒单抗不需要监测肾功能，可应用于肾功能不全的前列腺癌骨转移患者。流感样症状一般多见于使用唑来膦酸的患者，常表现为发热、疲乏、寒战及关节或肌肉疼痛等，可以给予非甾体抗炎药对症治疗。

2. 放射治疗　放射治疗在前列腺癌骨转移的治疗中扮演着重要的角色。它不仅能够缓解骨转移所带来的疼痛症状，从而提高患者的生活质量，还能延长患者的生存期。放射治疗的适用范围包括以下几个方面：对于骨转移所致疼痛的患者，放射治疗可以发挥止痛作用；对于承重骨转移的患者，进行局部放射治疗可以预防骨折的发生；对于骨转移的患者，放射治疗可以起到较好的局部控制效果。随着放射治疗技术的发展，IMRT、SBRT、TOMO 等放射治疗在前列腺癌骨转移中均表现出较好的局部控制率，临床工作者需要根据每位患者的具体情况，进行个体化的选择。具体详见放疗章节。

**3. 外科手术治疗**　前列腺癌骨转移多表现为成骨性转移，药物治疗和放疗对其有较好的敏感性，仅少数患者需行骨科手术治疗。手术主要是通过增加脊柱和四肢骨的稳定性，从而达到改善脊髓或神经的功能、缓解疼痛和局部控制肿瘤的目的。

外科手术治疗骨转移的方法主要有固定术、置换术和神经松解术。根据骨转移瘤部位的不同，可采取不同的术式。对于负重长管状骨，外科手术应在病理骨折发生前进行，预防性内固定治疗既可以使患者避免遭受不必要的痛苦，其安全性又高于已发生骨折后的治疗。Mirels 评分系统可以用于评估病理骨折的风险，评分≤ 7 分可暂不考虑手术，而 > 7 分则建议考虑手术治疗。对于脊柱转移瘤，建议采用前入路，通过前路重建纠正后突畸形，后路重建维护脊柱稳定性。在盆骨转移中，对于未累及髋臼的髂骨病变，建议采用内固定及骨水泥加强应力传导区；对于累及髋臼的髂骨病变，可考虑行全髋关节置换，并应用内固定及骨水泥加强应力传导区；对于非应力传导区病变（耻、坐骨），可考虑行单纯切除。

**4. 介入治疗**　介入治疗在前列腺癌骨转移瘤中常用的治疗方式有消融治疗和骨成形术。

针对以溶骨性为主的前列腺癌骨转移瘤，可通过射频消融术、冷冻消融术、微波消融等物理性消融方式达到控制肿瘤、缓解症状的目的。但应严格掌握适应证及禁忌证。适应证包括：以溶骨性骨破坏为主的前列腺癌骨转移瘤，病灶数目≤ 3 个，最大直径 < 5cm 者（需考虑消融后骨骼的承重能力）；多发前列腺癌骨转移瘤的减瘤治疗；前列腺癌骨转移的镇痛治疗；失去手术和放化疗机会，或拒绝手术和放化疗者。禁忌证包括：椎体超过 2/3 骨破坏，消融治疗后可能严重影响椎体负重，有截瘫风险者；肿瘤邻近关节、大血管、神经干，消融可能影响其功能者；弥漫性转移者；凝血功能障碍者。

骨肿瘤经皮骨成形术是在影像技术引导下，经皮穿刺病变骨骼，将骨水泥注入病变区域，从而起到加固病变骨骼、缓解疼痛的作用。

## 第八节　癌痛的治疗

消除疼痛是基本的人权，疼痛被列为体温、脉搏、呼吸、血压之后的第五大生命体征。国际疼痛研究协会将疼痛定义为一种令人不愉快的感觉和情绪上的体验，它伴随有现存的或潜在的组织损伤。而癌痛是由原发肿瘤或转移灶，或抗肿瘤相关治疗所引起的疼痛，同时也包括其他合并症、并发症等非肿瘤因素导致的疼痛（以下简称癌痛）。

## 一、癌痛的评估

对于伴有癌痛的前列腺癌患者，疼痛的评估是治疗癌痛的首要环节。准确且全面的评估对于制订个体化治疗方案和取得满意治疗疗效有着重要的作用。

在癌痛的评估中需要遵循"常规、量化、动态、全面"的评估原则，做好"首诊评估"工作。首次接诊转移性前列腺癌患者时，他们往往因疼痛、病理性骨折等因素就诊，因此疼痛筛查和评估是必需的。临床工作者应主动询问患者的疼痛病史，鼓励患者充分描述疼痛的相关感受。在评估中，要具体评估癌痛强度（轻度、中度、重度）、疼痛原因（肿瘤、肿瘤治疗、非肿瘤因素）、疼痛机制及类型（癌症相关神经病理性疼痛、骨转移癌痛、癌性内脏痛和暴发痛）、疼痛的时间特性（急性、慢性、持续性、间歇性）、疼痛对生活质量的影响（如对一般活动、睡眠、情绪、食欲等的影响）、镇痛药物的使用情况（药物的名称、剂量、疗效、不良反应）及患者对疼痛管理的预期等方面。此外，还需做好患者的心理评估，以评估患者"心理痛苦"的程度。

对于癌症患者，常用的评估量表有数字分级评分法（NRS）（图 4-1）、视觉模拟评分法（VAS）、面部表情评分量表（FPS）（图 4-2）、简明疼痛评估量表（BPI）等。对于心理评估，可使用心理痛苦温度计（DT）、患者健康问卷（PHQ-9）、广泛性焦虑量表（GAD-7）。

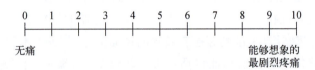

**图 4-1　数字分级评分法**

引自：中华人民共和国国家卫生健康委员会 . 癌症疼痛诊疗规范 (2018 年版 ). 临床肿瘤学杂志 ,2018,23(10):937-944.

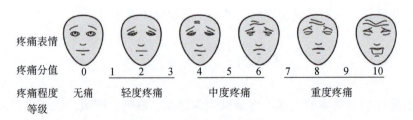

**图 4-2　面部表情评分量表**

引自：中华人民共和国国家卫生健康委员会 . 癌症疼痛诊疗规范 (2018 年版 ). 临床肿瘤学杂志 ,2018,23(10):937-944.

对于癌痛治疗疗效的评估，主要遵循以下两点：①理想的疼痛规范化处理目标：持续有效地消除癌痛；控制药物不良反应；将疼痛及治疗带来的心理负担降到最低；最大限度地提高生活质量。②控制疼痛的标准：NRS 评分 < 3 分；24 小时内暴发痛次数 < 3 次；24 小时内需要药物解救的次数 < 3 次。

### 二、三阶梯用药原则

在充分进行癌痛评估后，需要对癌痛进行综合干预，其中药物治疗在癌痛治疗中起着重要作用。癌痛治疗应遵循三阶梯镇痛治疗原则，即口服、按时、按阶梯、剂量个体化及注意具体细节。

口服给药是最简单、最方便的给药途径，大多数癌痛患者都能通过此方法镇痛。口服给药不仅易于被患者接受，还便于调整剂量，患者依从性高，利于长期服药。而对于不宜口服或吞咽困难的患者，可选择透皮给药、自控镇痛泵等，进行镇痛治疗。

按时给药即按规定时间间隔规律服用镇痛药，有助于维持镇痛药物在体内稳定、有效的血药浓度。在临床工作中，医护人员应做好宣教，提高患者依从性。

按阶梯给药要求是在疼痛评估的基础上，根据患者的疼痛程度选择镇痛药物。在阶梯给药中，需要注意的是按阶梯用药是根据癌痛状态确定合适的用药方案，不是绝对从一阶梯起进行治疗，也不是按阶梯依次进行。①对于轻度癌痛，首选非甾体抗炎药（NSAID）。但在长期应用 NSAID 时应注意其不良反应。②对于中度疼痛的患者，主要使用弱阿片类药物。此外，低剂量的强阿片类药物也被纳入第二阶梯用药。NSAID 及弱阿片类药物存在"天花板"效应（即药物剂量增加到一定程度后，即使继续增加剂量，镇痛效果也不会再增加），一旦出现该效应，建议更换为强阿片类药物。③对于重度癌痛，首选强阿片类药物。

个体化给药要求临床工作者在全面癌痛评估的基础上，个体化地选用镇痛药物。由于癌痛的程度、类型、持续时间等存在差异，癌痛患者表现出的症状差异明显，因此需要根据患者的具体病情进行给药。

注意具体细节要求临床工作者对使用镇痛药物的患者加强监护，密切观察其疼痛缓解程度和机体反应情况，注意药物联合应用时的相互作用，并及时采取必要措施尽可能地减少药物的不良反应，以提高患者的生活质量。

### 三、中、重度癌痛具体给药

对于中、重度癌痛的给药以阿片类药物为主，广泛使用的给药方式有按时给药和按需给药。按时给药是为了使癌痛患者能得到持续的缓解；按需给药是针对阿片类药物滴定过程中未控制的疼痛及后续治疗中出现的暴发痛进行的解救治疗。中、重度疼痛或第一阶梯治疗无效时可选用弱阿片类药物或低剂量的强阿片类药物，并可联合应用非甾体抗炎药以及辅助镇痛药物（包括镇静药、抗惊厥类药物和抗抑郁类药物等）。

## （一）阿片类药物滴定

阿片类镇痛药的有效性和安全性存在较大的个体差异，需要逐渐调整剂量，以获得最佳用药剂量。对于初次使用阿片类药物镇痛的患者，建议按照如下原则进行滴定：使用吗啡即释片进行治疗；根据疼痛程度，拟定初始固定剂量 $5 \sim 15mg$，口服，每 4 小时或按需给药；用药后疼痛不缓解或缓解不满意，应于 1 小时后根据疼痛程度给予滴定剂量（表 4-2），密切观察疼痛程度、疗效及药物不良反应。第 1 天治疗结束后，计算次日药物剂量：次日总固定量 = 前 24 小时总固定量 + 前日总滴定量。次日治疗时，将计算所得的次日总固定量分 6 次口服，次日滴定量为前 24 小时总固定量的 10% ～ 20%。依法逐日调整剂量，直到疼痛评分稳定在 0 ～ 3 分。如果出现不可控制的药物不良反应，疼痛强度 < 4，应考虑将滴定剂量下调 10% ～ 25%，并且重新评价病情。

表 4-2    滴定剂量增加幅度参考标准

| 疼痛强度（NRS） | 滴定剂量增加幅度 |
| --- | --- |
| 7 ～ 10 分 | 50% ～ 100% |
| 4 ～ 6 分 | 25% ～ 50% |
| 2 ～ 3 分 | ≤ 25% |

对于已经使用阿片类药物治疗疼痛的患者，可以根据患者的疗效和疼痛强度，参照表 4-2 的要求进行滴定。对于疼痛病情相对稳定的患者，可以考虑使用阿片类药物缓释剂给药，并在此基础上备用短效阿片类药物，用于治疗暴发性疼痛。当患者因病情变化导致长效镇痛药物剂量不足时，或发生暴发性疼痛时，立即给予短效阿片类药物解救。解救剂量为前 24 小时用药总量的 10% ～ 20%。每日短效阿片类药物解救用药次数 ≥ 3 次时，应当考虑将前 24 小时解救用药换算成长效阿片类药物按时给药。

## （二）阿片类药物停药

阿片类物质依赖综合征是一组认知、行为和生理症状群，包括躯体依赖和心理依赖，具有以下表现及特点：①对阿片类物质具有强烈的渴求及相关行为失控；②使用剂量越来越大，产生耐受性；③减少或停止使用会出现戒断症状，再次使用同类物质可缓解。戒断综合征是指在长期或反复使用精神活性物质（如酒精、毒品、某些药物）后，停用或减少用量时产生的一系列症状。连续反复多次应用依赖性药物易产生耐受性及成瘾性，一旦停药，即出现戒断症状，自主神经功能亢进主要表现为出汗、汗毛竖起、鸡皮疙瘩、流涕、流泪、瞳孔扩大、体温升高、脉搏加快、血压上升、呼吸加深加快，以及肌肉、骨骼、关节和腰背部的弥漫性疼痛、肌肉震颤等，甚至虚脱、意识丧失，危及生命。阿片类药物的戒断综合征一般在停药后 8～12 小时出现，高峰期在 48～72 小时，持续 7～10 天。

阿片类药物停药时，如吗啡剂量为 30～60mg/d，一般不需要减量可直接停药。而对于长期大剂量使用的患者，突然停药可能导致戒断综合征。建议按照每天 10%～25% 的剂量减少，直至减量到 30～60mg/d 时停药。

一旦出现戒断综合征，常用的治疗方法为替代递减法。目前常用方法有美沙酮替代递减法和丁丙诺啡替代递减法。

美沙酮替代递减治疗的原则为"控制症状、逐渐递减、先快后慢、只减不加（从第 3 天开始）、停药坚决"。具体方法为：①首次剂量为 20～40mg/d（口服），4 小时后若症状控制不理想可酌情增加 5～10mg/d，原则上不超过 60mg/d；②戒断症状稳定后维持原剂量 1～2 天；③逐日递减前 1 日剂量的 20%，减至 5～10mg/d 时，改为每 1～3 日减 1mg，直至停药。

丁丙诺啡替代递减法：①诱导期：首次给药一般于末次使用海洛因后 12～24 小时或以上，患者开始出现轻度戒断症状时。首次剂量为 4mg 治疗药物，根据患者情况可在 2～4 小时后再增加 4mg，随后 2～3 天逐步增加剂量至 12～16mg/d，至少稳定 2 天后进入减量期。②减量期：根据患者不同情况可采取不同的减量方案，逐渐减至停药。

曲马多是弱阿片类激动剂，国外有使用曲马多处理急性戒断症状的经验。荟萃分析的基本结论是：对于阿片类急性戒断症状，曲马多疗效优于可乐定，在轻到中度的阿片类戒断控制方面与丁丙诺啡或美沙酮类似。起始剂量为 300～400mg/d。对于戒断症状严重者，可酌量增加剂量，分 3～4 次服用，并在 10～21 天逐渐减量至停药。虽然曲马多没有被列管，但仍有滥用风险，使用应谨慎。

## 四、阿片类药物不良反应处理

阿片类药物常见的不良反应包括便秘、恶心、呕吐、嗜睡、瘙痒、头晕、尿潴留、谵妄、认知障碍以及呼吸抑制等。

对于使用阿片类药物镇痛的患者，应保证大便通畅。存在持续便秘时，可选用缓泻剂来防治便秘或进行生理盐水灌肠。对于阿片类药物引起的呕吐，可给予甲氧氯普胺等止吐药进行治疗，必要时可采用 5-HT$_3$ 受体拮抗剂类药物和抗抑郁药物进行治疗。对于瘙痒严重的患者，应评估是否存在其他病因。如症状持续存在且无法缓解，建议更换镇痛药物。对于出现谵妄的患者，可使用奥氮平对症治疗，同时需评估是否存在其他导致谵妄的因素。如症状持续存在，可考虑增加辅助用药以减轻阿片类药物剂量。对于阿片类药物过量和中毒时，出现呼吸抑制（< 8 次 / 分）、针尖样瞳孔、发绀、嗜睡乃至昏迷、皮肤湿冷等症状，甚至出现心动过缓、呼吸暂停、血压下降时，应立即停用阿片类药物，并进行处理：①常规处理：监测生命体征，维持呼吸道通畅，吸氧，静脉补液维持水电解质平衡等。②给予阿片受体拮抗剂纳洛酮：尽早、及时、足量、足疗程给予纳洛酮（治疗的关键），必要时重复使用，总量可达到或超出 20mg。如果拮抗剂治疗效果不佳，应考虑其他影响因素，如脑损伤等。③合并躯体疾病的处理：对症处理。

### 五、非药物治疗在癌痛中的应用

用于癌痛治疗的非药物治疗方法，主要有介入治疗、放疗（姑息性镇痛放疗）、针灸、经皮穴位电刺激等物理治疗、认知 - 行为训练及社会心理支持治疗等。适当地应用非药物疗法，可以作为药物镇痛治疗的补充；而与镇痛药物治疗联用，可能增强镇痛治疗的效果。

介入治疗是指神经阻滞、神经松解术、经皮椎体成形术、神经损毁性手术、神经刺激疗法及射频消融术等干预性治疗措施。对于阿片类药物不良反应较明显的患者，通过硬膜外、椎管内或神经丛阻滞等途径给药，可单神经阻滞有效控制癌痛。鞘内吗啡剂量明显低于口服吗啡量，仅为口服吗啡的 1/300。对于大剂量阿片类药物镇痛的患者，此方法可降低阿片类药物的使用剂量，极大减少胃肠道刺激、恶心呕吐和便秘等不良反应，同时也减轻口服药物对肝脏、肾脏的损害。

介入治疗前，应综合评估患者的体能状况、预期生存时间、是否存在抗肿瘤治疗指征、介入治疗适应证及禁忌证、潜在获益和风险等。放疗（如姑息性镇痛放疗）常用于控制由骨转移或肿瘤压迫引起的癌痛。

## 第九节　前列腺癌患者的营养治疗

### 一、营养状态的评估

营养不良通常指 BMI < 18.5kg/m² 且一般情况差或近 6 个月非自主体重下降超过 10%。营养治疗是指通过口服、肠内或肠外等途径为患者提供全面营养

素，以预防或治疗营养不良，并起到代谢调理作用的治疗方式。前列腺癌患者，尤其是晚期患者，发生营养不良和代谢紊乱的比例较高，这会影响抗肿瘤治疗的依从性和疗效，严重营养不良还会影响患者预后。有研究表明，癌症患者体重丢失越多，BMI 越低，其生存率就越低。因此，营养治疗在恶性肿瘤患者中具有重要作用。恶性肿瘤患者一经确诊，即应进行营养风险筛查和营养状况评估。营养状况评估包括初步筛查和综合评估两个方面。初步筛查评估的主要目的是发现已发生营养不良或存在营养不良风险的患者。

　　常用的营养筛查工具有营养风险筛查 2002（NRS 2002）、营养不良通用筛查工具（MUST）、营养不良筛查工具（MST）等，其中 NRS 2002 在恶性肿瘤患者中应用最为广泛。对于 NRS 2002 评分 ≥ 3 分的患者，即认为存在营养风险，建议进行更为全面的营养评估和综合评估，包括病史、体格检查、实验室检查、人体测量等多项指标，以综合判断营养不良的原因及严重程度，并制订个体化的营养计划，进行营养干预。

　　常用的营养评估工具有主观全面评定（SGA）、患者参与的主观全面评定（PG-SGA）、微型营养评价（MNA）。其中，PG-SGA 是美国营养师协会和中国抗癌协会肿瘤营养专业委员会推荐用于肿瘤患者营养状况评估的方法，是专门为肿瘤患者设计的营养状况评估工具，由患者自我评估和医务人员评估两部分组成。其内容涵盖体重、摄食情况、症状、活动和身体功能、疾病与营养需求的关系、代谢需求、体格检查 7 个方面，评估结果包括定量评估及定性评估两种。定性评估结果分为 A（营养良好）、B（可疑或中度营养不良）和 C（重度营养不良）3 个等级。

　　对于前列腺癌患者，无论早期或晚期，都应动态评估其营养状态。对初次筛查即发现伴有严重营养风险或严重营养不良的患者，如 NRS 2002 评分 > 5 分、PG-SGA 定性 C 级和（或）定量 > 9 分，建议每周评估，直至营养状态改善。

## 二、肿瘤恶病质

　　恶病质是肿瘤患者中存在的一种表现复杂的综合征，特点为慢性、进行性、不自主的体重下降，对营养治疗不敏感或仅部分敏感，常伴有厌食症、饱腹感和乏力等表现。关于恶病质的定义，比较公认的是 Fearon 教授 2011 年在肿瘤恶病质国际共识中提出的：以持续性骨骼肌丢失（伴有或不伴有脂肪组织丢失）为特征，不能被常规营养支持完全缓解，逐步导致功能损伤的多因素综合征。该定义指出了恶病质的 3 个最重要特点：骨骼肌持续丢失、常规营养支持不能完全缓解、功能损伤。其中，骨骼肌丢失是恶病质的核心表现，蛋白（特别是肌肉蛋白）过度分解是其重要的病理生理改变。骨骼肌丢失的外在表现主要是体重丢失及乏力。摄食减少曾被认为是导致恶病质的主要原因，然而，近年来研究者们发现恶病质是多器官代谢障碍所致，而摄食减少进一步加重了这种代谢障碍。

Fearon 教授提出了将恶病质诊断分为三期（表 4-3）：恶病质前期、恶病质期、恶病质难治期。恶病质分期的意义在于针对不同的恶病质期可以采取不同的治疗方案，恶病质前期和恶病质期是比较有效的治疗窗。

表 4-3　2011 年肿瘤恶病质分期国际共识

| 分期 | 诊断标准 |
| --- | --- |
| 恶病质前期 | 6 个月内非自主性体重下降 ≤ 5%；厌食和代谢改变 |
| 恶病质期 | 6 个月内非自主性体重减轻 > 5% 或 BMI < 18.5kg/m$^2$ 和体重减轻 > 2% 或肌肉减少（四肢骨骼肌量指数符合肌肉减少症诊断标准，男性 < 7.26kg/m$^2$）同时体重减轻 > 2%；常有食物摄入减少或系统性炎症 |
| 恶病质难治期 | 不同程度的恶病质；分解代谢活跃、肿瘤持续进展、对治疗无反应；低体能状态评分；预期生存期 < 3 个月 |

肿瘤患者恶病质最好的治疗方法是病因治疗，即有效的抗肿瘤治疗。若无有效的抗肿瘤治疗，则难治期的病情难以逆转，且肿瘤患者恶病质的发生率较高。研究显示，不同恶性肿瘤患者在疾病期间发生恶病质的比例各不相同，其中胰腺癌为 83%，非小细胞肺癌为 61%，前列腺癌为 56%，进展期头颈部肿瘤为 57%，结直肠癌为 54%。肿瘤患者合并恶病质会增加抗肿瘤治疗的毒性，影响治疗效果，进一步导致各种代谢紊乱，是肿瘤患者预后不良的因素之一。终末期恶性肿瘤患者营养治疗的目的是缓解症状，减轻痛苦，并提高患者的生活质量。终末期患者同样需要营养治疗，个体化营养干预可以改善患者的体重和预后。

通过综合的营养治疗，我们尽力延缓恶病质的进展，以达到改善生活质量，甚至延长生存期的治疗目的。由医师、营养护士、营养师、心理治疗师等多学科人员组成的营养治疗团队能为终末期肿瘤患者提供最优化的营养治疗方案。

### 三、营养治疗的策略

对于肿瘤患者，建议摄入的营养素包括水和电解质、糖类、蛋白质、脂肪和微量元素。对于卧床患者，摄入总热量为 20 ～ 25kcal/（kg·d）；对于可下床活动的患者，摄入总热量为 25 ～ 30kcal/（kg·d）。关于糖类摄入，《中国居民膳食指南（2016）》建议居民膳食中糖类供能占总热量的 50% ～ 65%。对于蛋白质，建议肿瘤患者的最低摄入量应在最低供给量 1g/（kg·d）到目标供给量 1.2～2g/（kg·d）。对于脂肪，建议恶性肿瘤患者的脂肪供能占总热量的 35%～50%。对于微量元素，建议在治疗过程中定期监测，对于缺乏的患者及时补充，以防止造成严重不良后果。

营养风险筛查与评估、营养教育与膳食指导应贯穿恶性肿瘤诊疗的全过程。对于肿瘤患者的营养治疗，应遵循三阶梯营养治疗的模式：①当患者经口饮食不足时，推荐补充肠内营养，首选口服补充，对于消化道功能基本正常但存在进食障碍的患者，建议管饲喂养；②当经口饮食或肠内营养不能满足患者营养需求时，推荐肠内联合肠外营养补充；③当患者对肠内营养不能耐受时，可给予全肠外营养。

进食量明显减少持续 5 天及以上的患者进行营养治疗时（经口、肠内或肠外营养补充），在最初 2 天营养供应不应超过所需能量的一半，在随后的 4～7 天逐渐增加到所需总能量。且在营养补充过程中，要积极监测水、电解质平衡，警惕再喂养综合征的发生。同时，无论肠内还是肠外营养补充的患者都需要监测出入液量，并根据病情及时调整肠内或肠外营养补充量。一旦肠道功能恢复，或肠内营养治疗能满足患者营养需求，即应停止肠外营养治疗。血流动力学不稳定、终末期肝肾衰竭、胆汁淤滞者禁用肠外营养。

非甾体抗炎药，如环氧合酶 -2（COX-2）抑制剂塞来昔布等，具有调节代谢的作用，能部分逆转恶病质患者的异常代谢，可改善晚期恶性肿瘤患者的全身炎症反应状态，在晚期肿瘤患者的姑息治疗中有一定作用，特别是同时存在其他非甾体抗炎药适应证的恶病质患者可更多地考虑使用，但尚无充足循证医学依据证明单纯使用非甾体抗炎药能够改善晚期肿瘤患者的营养状态或预后。

对于生存期少于 3 个月的终末期患者，过度营养治疗可能加重代谢负担，反而降低生活质量。因此对于这部分患者，可以适当放宽饮食限制，避免强制进食，防止误吸误呛，不建议进行营养治疗，可根据患者个体情况，给予适当的液体及食物以减轻饥饿感并纠正水、电解质紊乱。亚洲人群普遍认为营养和水化是临终关怀的重要组成部分，终止"无效"治疗时常规停止水化可能无法被多数患者及其家属接受，因此在终末期的营养治疗中，应和患者及其家属进行充分的沟通和宣教，尊重患者及其家属的意愿，加强临终关怀。

## 四、营养治疗与锻炼相结合

前列腺癌患者 ADT 治疗贯穿抗肿瘤治疗全程，而雄激素对维持骨骼肌有着重要的作用。因此更加建议前列腺癌患者根据自身的体力情况选择合适的运动方式进行锻炼，以提高肌肉强度、体能，减少疲劳，改善生活质量。目前认为维持肌肉的最优方式是营养与运动相结合，运动与蛋白质补充可刺激骨骼肌蛋白的合成，改善患者的肌肉强度、体能，减少抑郁、疲劳，提高生活质量。

恶性肿瘤患者每次运动强度及运动时间都应遵循循序渐进的原则。建议肿瘤患者以有氧运动为主，常可选择步行、慢跑、骑自行车、打太极拳、八段锦、跳绳等强度低、有节奏且持续时间长（持续时间≥30分钟）的运动。对于肌肉训练，可进行力量训练，常可选择俯卧撑、哑铃、杠铃等运动方式。对于体能尚可的前列腺癌患者，建议每次运动前先做短暂的热身，然后进行力量训练，再做有氧运动，最后进行拉伸。而对于体能较差的患者而言，应避免进行高强度的运动。需要注意的是，在运动过程中，应避免出现与运动相关的损伤。

（张鑫杰　兰　慧）

## 参 考 文 献

段建春，李梦侠，刘秀峰，等．免疫检查点抑制剂特殊人群应用专家共识．临床肿瘤学杂志，2022, 27(5):442-454.

黎介寿．重症病人营养治疗个体化的思考．肠外与肠内营养，2009, 16(4):193-194.

李宁，肖国有．前列腺癌骨转移治疗的研究进展．肿瘤防治研究，2020, 47(8):641-646.

李文杰，贾英杰，牟睿宇，等．贾英杰教授应用"圣愈汤"治疗晚期前列腺癌经验总结．天津中医药，2020, 37(11):1241-1244.

刘玉金，杨仁杰，张秀美，等．骨盆骨肿瘤的介入治疗．介入放射学杂志，2007(4):232-234.

牟睿宇，李小江，刘昭，等．中西医结合治疗去势抵抗性前列腺癌近期临床疗效分析．中华中医药杂志，2022, 37(6):3590-3594.

宋竖旗，李灿，刘昭文，等．中西医结合治疗去势抵抗性前列腺癌．中医学报，2020, 35(11):2285-2289.

宋竖旗，李灿，张亚强．治疗晚期前列腺癌经验．中国中医药信息杂志，2010, 17(1):85-86.

张扬，雷博涵，邹青，等．中西医结合治疗去势抵抗性前列腺癌的疗效观察．中华男科学杂志，2017, 23(10):922-927.

中国医师协会疼痛科医师分会中华医学会疼痛学分会国家疼痛专业医疗质量控制中心，北京市疼痛治疗质量控制和改进中心．癌症相关性疼痛评估中国专家共识(2023版)．中国疼痛医学杂志，2023, 29(12):881-886.

周华平，李坤，彭建涛．CT引导下经皮骨组织穿刺活检术的临床应用价值．中国医药导报，2009, 6(29):75-76.

ANTONARAKIS ES, PIULATS JM, GROSS-GOUPIL M, et al. Pembrolizumab for Treatment-Refractory Metastatic Castration-Resistant Prostate Cancer:Multicohort, Open-Label Phase II KEYNOTE-199 Study. J Clin Oncol, 2020, 38(5):395-405.

BEER TM, KWON ED, DRAKE CG, et al. Randomized, Double-Blind, Phase III Trial of Ipilimumab Versus Placebo in Asymptomatic or Minimally Symptomatic Patients With Metastatic Chemotherapy-Naive Castration-Resistant Prostate Cancer. J Clin Oncol, 2017, 35(1):40-47.

BELLMUNT J, DE WIT R, VAUGHN DJ, et al. Pembrolizumab as Second-Line Therapy for Advanced Urothelial Carcinoma. N Engl J Med, 2017, 376(11):1015-1026.

BORGHAEI H, PAZ-ARES L, HORN L, et al. Nivolumab versus Docetaxel in Advanced Nonsquamous Non-Small-Cell Lung Cancer. N Engl J Med, 2015, 373(17):1627-1639.

BRAHMER J, RECKAMP KL, BAAS P, et al. Nivolumab versus Docetaxel in Advanced Squamous-Cell Non-Small-Cell Lung Cancer. N Engl J Med, 2015, 373(2):123-135.

BRUDNO JN, KOCHENDERFER JN. Toxicities of chimeric antigen receptor T cells:recognition and management. Blood, 2016, 127(26):3321-3330.

BURTNESS B, HARRINGTON KJ, GREIL R, et al. Pembrolizumab alone or with chemotherapy versus cetuximab with chemotherapy for recurrent or metastatic squamous cell carcinoma of the head and neck(KEYNOTE-048):a randomised, open-label, phase 3 study. Lancet, 2019, 394(10212):1915-1928.

CHENG HH, SOKOLOVA AO, SCHAEFFER EM, et al. Germline and Somatic Mutations in Prostate Cancer for the Clinician. J Natl Compr Canc Netw, 2019, 17(5):515-521.

CHOUEIRI TK, FISHMAN MN, ESCUDIER B, et al. Immunomodulatory Activity of Nivolumab in Metastatic Renal Cell Carcinoma. Clin Cancer Res, 2016, 22(22):5461-5471.

COHEN EEW, SOULI?RES D, LE TOURNEAU C, et al. Pembrolizumab versus methotrexate, docetaxel, or cetuximab for recurrent or metastatic head-and-neck squamous cell carcinoma(KEYNOTE-040):a randomised, open-label, phase 3 study. Lancet, 2019, 393(10167):156-167.

DAHAN R, SEGA E, ENGELHARDT J, et al. Fc γ Rs modulate the anti-tumor activity of antibodies targeting the PD-1/PD-L1 axis. Nature, 2015, 537(7618):270-274.

DE BONO JS, OUDARD S, OZGUROGLU M, et al. Prednisone plus cabazitaxel or mitoxantrone for metastatic castration-resistant prostate cancer progressing after docetaxel treatment:a randomised open-label trial. Lancet, 2010, 376(9747):1147-1154.

FARES CM, VAN ALLEN EM, DRAKE CG, et al. Mechanisms of resistance to immune checkpoint blockade:why does checkpoint inhibitor immunotherapy not work for all patients?. Am Soc Clin Oncol Educ Book, 2019, 39:147-164.

FERRIS RL, BLUMENSCHEIN G, FAYETTE J, et al. Nivolumab for Recurrent Squamous-Cell Carcinoma of the Head and Neck. N Engl J Med, 2016, 375(19):1856-1867.

GARON EB, RIZVI NA, HUI R, et al. Pembrolizumab for the treatment of non-small-cell lung cancer. N Engl J Med, 2015, 372(21):2018-2028.

HANSEN A, MASSARD C, OTT P, et al. Pembrolizumab for advanced prostate adenocarcinoma:findings of the KEYNOTE-028 study. Ann Oncol, 2018, 29(8):1807-1813.

HERBST RS, GIACCONE G, DE MARINIS F, et al. Atezolizumab for First-Line Treatment of PD-L1-Selected Patients with NSCLC. N Engl J Med, 2020, 383(14):1328-1339.

JUNE CH, SADELAIN M. Chimeric Antigen Receptor Therapy. N Engl J Med, 2018, 379(1):64-73.

KANTOFF PW, HALABI S, CONAWAY M, et al. Hydrocortisone with or without mitoxantrone in men with hormone-refractory prostate cancer:results of the cancer and leukemia group B

9182 study. J Clin Oncol, 1999, 17(8):2506-2513.

KWON ED, DRAKE CG, SCHER HI, et al. Ipilimumab versus placebo after radiotherapy in patients with metastatic castration-resistant prostate cancer that had progressed after docetaxel chemotherapy(CA184-043):a multicentre, randomised, double-blind, phase 3 trial. Lancet Oncol, 2014, 15(7):700-712.

LARKIN J, CHIARION-SILENI V, GONZALEZ R, et al. Combined Nivolumab and Ipilimumab or Monotherapy in Untreated Melanoma. N Engl J Med, 2015, 373(1):23-34.

LE DT, KIM TW, VAN CUTSEM E, et al. Phase II Open-Label Study of Pembrolizumab in Treatment-Refractory, Microsatellite Instability-High/Mismatch Repair-Deficient Metastatic Colorectal Cancer:KEYNOTE-164. J Clin Oncol, 2020, 38(1):11-19.

LE DT, URAM JN, WANG H, et al, 2015. PD-1 Blockade in Tumors with Mismatch-Repair Deficiency. N Engl J Med, 2010, 372(26):2509-2520.

MARABELLE A, LE DT, ASCIERTO PA, et al. Efficacy of Pembrolizumab in Patients With Noncolorectal High Microsatellite Instability/Mismatch Repair-Deficient Cancer:Results From the Phase II KEYNOTE-158 Study. J Clin Oncol, 2020, 38(1):1-10.

MARCUS L, LEMERY SJ, KEEGAN P, et al. FDA Approval Summary:Pembrolizumab for the Treatment of Microsatellite Instability-High Solid Tumors. Clin Cancer Res, 2019, 25(13):3753-3758.

MARTINEZ M, MOON EK. CAR T cells for solid tumors:new strategies for finding, infiltrating, and surviving in the tumor microenvironment. Front Immunol, 2019, 10:128.

MAUDE SL, LAETSCH TW, BUECHNER J, et al. Tisagenlecleucel in children and young adults with B-cell lymphoblastic leukemia. N Engl J Med, 2018, 378(5):439-448.

MOTZER RJ, ESCUDIER B, MCDERMOTT DF, et al. Nivolumab versus Everolimus in Advanced Renal-Cell Carcinoma. N Engl J Med, 2015, 373(19):1803-1813.

MOTZER RJ, RUSSO P, GR?NWALD V, et al. Adjuvant nivolumab plus ipilimumab versus placebo for localised renal cell carcinoma after nephrectomy(CheckMate 914):a double-blind, randomised, phase 3 trial. Lancet, 2023, 401(10379):821-832.

OSOBA D, TANNOCK IF, ERNST DS, et al. Health-related quality of life in men with metastatic prostate cancer treated with prednisone alone or mitoxantrone and prednisone. J Clin Oncol, 1999, 17(6):1654-1663.

OVERMAN MJ, MCDERMOTT R, LEACH JL, et al. Nivolumab in patients with metastatic DNA mismatch repair-deficient or microsatellite instability-high colorectal cancer(CheckMate 142):an open-label, multicentre, phase 2 study. Lancet Oncol, 2017, 18(9):1182-1191.

PASERO C, GRAVIS G, GUERIN M, et al. Inherent and tumor-driven immune tolerance in the prostate microenvironment impairs natural killer cell antitumor activity. Cancer Res, 2016, 76(8):2153-2165.

POSTOW MA, SIDLOW R, HELLMANN MD. Immune-Related Adverse Events Associated with Immune Checkpoint Blockade. N Engl J Med, 2018, 378(2):158-168.

POWLES T, DUR?N I, VAN DER HEIJDEN MS, et al. Atezolizumab versus chemotherapy in patients with platinum-treated locally advanced or metastatic urothelial carcinoma(IMvigor211):a multicentre, open-label, phase 3 randomised controlled trial. Lancet, 2018, 391(10122):748-757.

RECK M, RODR?GUEZ-ABREU D, ROBINSON AG, et al. Pembrolizumab versus Chemotherapy for PD-L1-Positive Non-Small-Cell Lung Cancer. N Engl J Med, 2016, 375(19):1823-1833.

RITTMEYER A, BARLESI F, WATERKAMP D, et al. Atezolizumab versus docetaxel in patients with previously treated non-small-cell lung cancer(OAK):a phase 3, open-label, multicentre randomised controlled trial. Lancet, 2017, 389(10066):255-265.

SCHADENDORF D, HODI FS, ROBERT C, et al. Pooled analysis of long-term survival data from phase II and phase III trials of ipilimumab in unresectable or metastatic melanoma. J Clin Oncol, 2015, 33(17):1889-1894.

SCHUSTER SJ, BISHOP MR, TAM CS, et al. Tisagenlecleucel in adult relapsed or refractory diffuse large B-cell lymphoma. N Engl J Med, 2019, 380(1):45-56.

SHARMA P, HU-LIESKOVAN S, WARGO JA, et al. Primary, adaptive, and acquired resistance to cancer immunotherapy. Cell, 2017, 168(4):707-723.

TANNOCK IF, DE WIT R, BERRY WR, et al. Docetaxel plus prednisone or mitoxantrone plus prednisone for advanced prostate cancer. N Engl J Med, 2004, 351(15):1502-1512.

TOPALIAN SL, HODI FS, BRAHMER JR, et al. Safety, activity, and immune correlates of anti-PD-1 antibody in cancer. N Engl J Med, 2012, 366(26):2443-2454.

WANG M, MUNOZ J, GOY A, et al. KTE-X19 CAR T-Cell Therapy in Relapsed or Refractory Mantle-Cell Lymphoma. N Engl J Med, 2020, 382(14):1331-1342.

WOLCHOK JD, CHIARION-SILENI V, GONZALEZ R, et al. Overall survival with combined nivolumab and ipilimumab in advanced melanoma. N Engl J Med, 2017, 377(14):1345-1356.

# 第5章

# 前列腺癌治愈性治疗后复发的治疗

## 第一节　前列腺癌根治术后复发的治疗

根治性前列腺切除术（radical prostatectomy）是治疗局限期前列腺癌的有效方法，能够显著提高早期诊断患者的生存率。然而，即使手术后初期获得了理想的治疗效果，部分患者仍面临复发的风险。根治术后复发通常通过生化标志物——前列腺特异性抗原（PSA）水平升高来识别。生化复发不仅提示可能存在局部复发或远处转移，还可能意味着需要进一步治疗。

本节旨在深入探讨前列腺癌根治术后复发的诊断与治疗方法，强调早期识别和及时干预的重要性。通过分析复发的危险因素、采用先进的诊断工具及制订个体化的治疗方案，本节将提供全面的治疗策略，以优化治疗效果，延长患者生存时间，提高患者的生活质量。

### 一、根治术后复发的诊断

#### （一）生化复发的定义和监测

生化复发是前列腺癌根治术后患者监测管理中的一个重要概念。在临床实践中，生化复发通常定义为前列腺特异性抗原（PSA）水平在手术后上升至 0.2ng/ml 或更高，并且在随后的检测中确认持续上升。该定义基于大量研究和专家共识。PSA 作为一种敏感的生物标志物，能在患者无明显临床症状和体征时提示潜在的肿瘤活动。

对于经历了前列腺癌根治性切除术的患者，定期监测 PSA 水平是跟踪治疗效果和早期识别复发的关键。根据当前的临床指南，推荐在术后初期，即手术后的前几年内，每 3～6 个月进行一次 PSA 检测。这一时期被视为最有可能发生生化复发的阶段，密集的监测频率有助于及时发现任何异常升高，从而允许尽早介入。随着时间的推移，如果患者的 PSA 水平保持在较低且稳定的状态，检测的频率可以逐渐减少。通常建议，在术后前五年每 3～6 个月检测一次，之后若 PSA 水平稳定，则可延长至每年进行一次检测。这一逐步放宽的监测策略不仅反映了复发风险的降低，还能减轻患者的心理及经济负担。

在监测 PSA 水平时，除了关注绝对值外，PSA 的动态变化，如 PSA 倍增时间（PSA doubling time，PSA-DT）和 PSA 速度（PSA velocity），也是重要的考虑因素。PSA-DT 是指 PSA 值翻倍所需的时间，判断肿瘤生长速度和激进性的一个有用指标。较短的 PSA-DT 通常提示较差的预后。PSA 速度则是指一定时间内 PSA 水平的变化率，这可以帮助医生评估肿瘤的活动性及其可能的进展速度。此外，虽然 PSA 是监测前列腺癌复发的"金标准"，但它并非完美无缺。一些非癌性因素，如前列腺炎、机械刺激或某些医疗操作，可导致 PSA 水平升高。因此，生化复发的诊断需要结合患者的临床表现、医疗历史和详细的实验室测试结果，以确保准确性并避免过度治疗。在处理 PSA 升高的情况时，可能还需要依赖其他辅助检查，如影像学检查，以帮助定位复发的部位或排除其他非癌性的 PSA 升高原因。

## （二）影像学评估

1. **骨扫描**　在前列腺癌根治术后的生化复发评估中，骨扫描用于检测骨转移。由于前列腺癌向骨转移的高倾向，这种检查对于确定疾病进展至转移的时间点尤为重要。然而，研究表明，在 PSA 水平低于 7ng/ml 时，骨扫描的阳性率不足 5%。因此，当 PSA 低于此水平时，进行骨扫描的诊断价值有限。对于 PSA 倍增时间（PSA-DT）小于或等于 8 个月的患者，由于这类患者复发和进展的速度相对较快，建议增加骨扫描的频次。但需注意，骨扫描可能出现假阳性，即非癌性病变也可能表现为摄取增高。因此，解读骨扫描结果时需综合考虑 PSA 水平、症状和其他相关临床信息。

2. **多参数磁共振成像（mpMRI）**　多参数 MRI 是定位前列腺癌局部复发的优选方法，特别是在 PSA 水平升高的情况下。它不仅能精确地描绘前列腺和周围组织的结构，还能通过血流、细胞密度和代谢活动等参数的变化，辅助医生判断肿瘤是否复发。mpMRI 的结果可以直接指导前列腺穿刺活检及可能的局部挽救性治疗，如放疗或手术。

3. **正电子发射断层扫描（PET/CT）**　PSMA PET/CT 是一种新兴的影像学技术，在评估前列腺癌复发和转移方面具有较高应用价值。这种技术通过靶向前列腺特异性膜抗原（PSMA），提供关于疾病扩散的详细信息。特别是在存在持续可测量的 PSA 且怀疑有盆腔淋巴结转移或远处转移时，PSMA PET/CT 可以提供高灵敏度的诊断信息，支持挽救治疗策略的制定。当 PSA 水平大于 0.2ng/ml，且 PET/CT 结果可能影响治疗决策时，进行 PSMA PET/CT 是合适的。

4. **胆碱 PET/CT**　胆碱 PET/CT 在检测骨转移方面的敏感性优于传统的骨扫

描，并且其准确性依赖于 PSA 水平和动力学变化。胆碱 PET/CT 尤其适用于那些适合进行局部治疗的患者。然而，它在检测淋巴结转移方面的表现较差。如果无法进行 PSMA PET/CT 检查，而 PSA 水平超过 1ng/ml 时，可以选择进行胆碱 PET/CT 检查。

5. PET/MRI    当临床上高度怀疑有骨转移时，有条件可选择 PET/MRI 进行评估，而不必先做骨扫描。PET/MRI 提供了高分辨率的影像，可以更准确地确定骨转移的位置和范围。

总体而言，影像学在前列腺癌根治术后复发的评估中扮演着核心角色，从传统的骨扫描到先进的 PET/CT 和 MRI 技术，各种方法各有侧重，应根据患者的具体情况和临床需求灵活选择。通过这些技术，医生可获得关于疾病状态的详尽信息，从而制订出最适合患者的治疗策略。

## 二、根治术后复发的治疗

### （一）局部治疗策略

1. 挽救性放疗    挽救性放疗（SRT）是前列腺癌根治术后发生生化复发时的一种重要治疗选择，尤其是在患者的 PSA 水平从不可检测范围开始连续两次出现上升的情况下。这种情形通常指示了潜在的局部复发，而早期的干预可以显著增加治愈的可能性。

SRT 的执行并不依赖于通过影像学检查确认的局部病灶。这是因为在很多情况下，即使是最先进的影像技术也可能无法在 PSA 水平较低时检测到微小的复发。因此，一旦通过 PSA 监测发现连续上升的趋势，建议不要延迟治疗以等待影像学上的证据。研究表明，推迟治疗直到 PSA 达到更高值或直到影像学发现病灶，可能会丧失控制疾病的最佳时机，从而影响最终的治疗结果。

在进行 SRT 时，目前的临床指南推荐使用至少 64Gy 的放疗剂量。这一剂量水平已被证明可有效地控制疾病，同时保持可接受的毒性水平。为了最大限度地降低放疗的副作用，建议采用图像引导放疗（IGRT）技术。IGRT 允许更精确地定位放疗剂量，确保最大限度地照射到复发的前列腺组织，同时尽可能减少对周围正常组织的辐射暴露。IGRT 的应用基于实时影像技术，能够在治疗过程中监视并调整照射区域，这对于适应患者解剖结构的日常变化和移动至关重要。通过这种方式，IGRT 提高了放疗的精确度和安全性，从而改善了治疗的疗效和患者的舒适度。

总之，SRT 为前列腺癌根治术后复发情况提供了一种潜在的治愈机会。通过不依赖影像学即刻开始治疗、使用适当的放疗剂量，以及利用先进的影像引导技术，可以最大化治疗效果，同时最小化副作用的风险，从而提高患者的总体生存率和生活质量。

2.挽救性淋巴结清扫　挽救性淋巴结清扫术是在前列腺癌根治术后出现局部复发情况时考虑的一种治疗选项，特别是当复发被认为局限于盆腔淋巴结时。这种手术的目的是通过物理去除复发的淋巴结来控制病情，从而减缓疾病的进展。目前大多数关于挽救性淋巴结清扫术的研究是回顾性的，虽然这类研究提供了有用的见解，但它们通常受到选择偏差和数据完整性问题的限制。因此，虽然现有数据支持在特定情况下使用这种手术，但需要更多的前瞻性、随机对照研究来验证其长期效益和安全性。

挽救性淋巴结清扫术主要适用于那些影像学检查中局限于盆腔内的淋巴结复发，且没有远处转移证据的患者。在这些患者中，手术可以去除复发的淋巴结，减轻肿瘤负担，从而延缓疾病的进一步发展。有时单独进行淋巴结清扫可能不足以控制疾病，因此通常建议与药物治疗结合使用。雄激素剥夺疗法（ADT）是最常与挽救性淋巴结清扫术联合使用的治疗方法。ADT 可以通过抑制雄激素的生产和作用来减少癌细胞的生长，是处理前列腺癌常用的系统治疗。在决定进行挽救性淋巴结清扫术之前，医生需要综合考虑患者的整体健康状况、疾病的具体特点及患者的治疗偏好。此外，术前详细的影像学评估至关重要，以确认淋巴结的病变范围并评估手术的可行性。

虽然挽救性淋巴结清扫术可以为部分患者带来临床益处，但手术效果在很大程度上取决于多种因素，包括复发的程度、患者的年龄、原始肿瘤的生物学特性及手术后的辅助治疗。综上所述，挽救性淋巴结清扫术在前列腺癌复发治疗中扮演着重要角色，尤其是在综合治疗方案中。联合 ADT 的使用可以提升治疗效果，但患者的选择和治疗的计划需在详尽的临床评估基础上进行。更多的研究将有助于明确这种手术策略的最佳应用和潜在益处。

## （二）系统治疗策略

雄激素剥夺治疗（ADT）是一种广泛应用于前列腺癌治疗的系统性疗法，尤其适用于疾病晚期或复发的情况。ADT 的核心作用是通过减少或阻断雄激素的效应来抑制前列腺癌细胞的生长。雄激素（主要是睾酮）是前列腺癌细胞生长所依赖的激素，因此，通过降低体内睾酮水平或阻断其与癌细胞的结合，可以有效地控制疾病进展。

1.ADT 的适应证和应用　ADT 主要适用于晚期或复发的前列腺癌患者，尤其是那些存在放疗禁忌或术后尿控未恢复的患者，以及不愿接受放疗的患者。这种治疗方法通过抑制或阻断睾酮的生产和作用，延缓疾病的进展，减轻症状，改善生活质量。然而，ADT 并非适用于所有前列腺癌复发的情况。对于那些 PSA 倍增时间（PSA-DT）大于 12 个月的生化复发或局部复发患者，通常不推荐单独使用 ADT 治疗。这是因为在这些情况下，疾病的进展速度相对较慢，可能不需要立即进行系统性的激素治疗。

2. ADT 的类型    ADT 可以通过几种不同的方法实现，如外科去势，通过手术移除睾丸，直接减少睾酮的产生；LHRH 类似物，通过药物如亮丙瑞林模拟大脑释放激素的作用，间接导致睾酮水平下降；LHRH 拮抗剂，如度加雷利克斯，直接阻断脑下垂体的激素分泌，快速降低睾酮水平；以及抗雄激素药物，如比卡鲁胺，阻止睾酮和其受体的结合。

3. 治疗选择    在选择进行 ADT 治疗时，医生会综合考虑患者的整体健康状况、疾病的具体特征和患者的个人治疗选择。ADT 虽然在控制前列腺癌方面非常有效，但长期使用可能伴随一系列副作用，包括但不限于骨质疏松、心血管疾病、糖尿病及情绪变化等。因此，医生和患者需仔细权衡 ADT 的利弊，并监控潜在的副作用。 总之，ADT 是前列腺癌系统治疗的一个重要组成部分，尤其是对于那些不适合局部治疗的患者。正确地使用和管理 ADT 可以有效地控制疾病，提高患者的生存质量。

### （三）姑息治疗

前列腺癌根治手术后的复发，对患者的生存质量和总体生存产生重要影响。当复发的前列腺癌无法通过进一步的根治性治疗手段控制时，姑息治疗便成为重要的管理策略，其目的在于缓解症状、改善生活质量，而不再以治愈为目标。姑息治疗通常包含多种方法，旨在缓解患者的症状并提升其生活质量。对于前列腺癌根治手术后复发的患者，这些治疗可能涵盖药物治疗、放疗、手术干预以及心理社会支持等。

1. 药物治疗    药物治疗主要涉及疼痛管理和激素治疗。疼痛管理通常包括使用非甾体抗炎药（NSAID）和阿片类药物，这些药物有助于控制由骨转移引发的疼痛。激素治疗，尤其是雄激素剥夺疗法（ADT），在复发前列腺癌的管理中依然占据重要地位，即便是在姑息治疗的背景下，它也能帮助控制病情进展及相关症状。

2. 放射治疗    放疗在姑息治疗中发挥着关键作用，特别是用于控制疼痛以及减轻由肿瘤增大导致的压迫症状。放疗可以是局部的，针对特定的痛点或病灶，也可以是全身的，如针对骨转移疼痛的放射性核素治疗。

3. 手术干预    在某些情况下，尽管处于姑息治疗的阶段，手术干预仍可能被考虑用于解决复发前列腺癌引起的特定问题，如解除尿路梗阻或控制严重出血。

4. 心理社会支持    前列腺癌的复发及其后续治疗可能对患者的情绪和心理状态产生深远影响。心理社会支持对于帮助患者及其家属应对疾病至关重要，可能包括专业的心理咨询、癌症支持团体或其他社区资源。

　　总体而言，前列腺癌根治手术后复发的姑息治疗需要综合考虑患者的具体症状、疾病进展情况及个人偏好。治疗计划应由多学科团队共同制订，以确保患者在生命的最后阶段能够维持尽可能高的生活质量。通过这种多方位的治疗策略，可以在不追求治愈的前提下，最大限度地减轻患者的痛苦和不适，支持患者正确面对疾病复发。

## 第二节　前列腺癌根治性放疗后复发的治疗

　　前列腺癌根治性放疗（radical radiotherapy for prostate cancer）是治疗局限期前列腺癌的重要手段，能够显著提高早期患者的生存率和局部控制率。然而，尽管初期治疗效果理想，部分患者仍可能面临复发的风险。与前列腺根治术后复发类似，根治性放疗后的复发通常通过监测前列腺特异性抗原（PSA）水平的升高来识别。PSA 水平的升高不仅提示潜在的局部复发或远处转移，还可能意味着需要进一步的干预措施。

　　本节旨在深入探讨前列腺癌根治性放疗后复发的诊断与治疗策略，强调早期发现和及时干预的重要性。通过分析复发的危险因素、利用先进的诊断工具以及制订个体化的治疗方案，本节将为临床提供全面的治疗建议，以优化患者预后，延长生存期，并改善生活质量。

### 一、根治性治疗后复发的诊断

　　包括生化复发的定义和监测、影像学评估两大方法进行前列腺癌根治性放疗后复发的诊断，已在本章第一节（前列腺癌根治术后复发的治疗）进行了详细介绍。

### 二、根治性放疗后复发的治疗

　　治疗原则：对于单纯生化复发的患者，可考虑药物治疗；对于影像学复发或经病理证实临床复发的患者，可考虑局部治疗联合药物治疗。局部治疗主要包括挽救性手术、再程放疗、冷冻消融术、高强度聚焦超声治疗等。

#### （一）挽救性手术治疗

　　挽救性前列腺癌根治术针对根治性放疗后生化复发的患者。关于挽救性手术治疗的时机选择，目前并没有高级别证据推荐。与其他挽救性治疗相比，挽救性前列腺癌根治术更有可能达到局部的肿瘤学控制。推荐挽救性前列腺癌根治术主要用于身体一般状况良好、预期寿命 10 年以上、术前 PSA < 10ng/ml、

穿刺病理 ISUP 分级≤ 2 ～ 3 级、没有淋巴结受累或远处转移证据、初诊时临床分期为 T1 期或 T2 期的患者。但术后并发症如尿失禁、勃起功能障碍发生率较高，对患者选择需谨慎。挽救性盆腔淋巴结清扫术：对于放疗后生化复发且盆腔淋巴结转移的患者，行挽救性淋巴结清扫可降低复发风险，但其有效性目前尚不能完全确定。一般认为，第一次治疗和生化复发的间隔时间越长，治疗效果越好。该方法由于手术并发症多，一直很难得到认可。主要并发症包括直肠损伤、膀胱颈挛缩、出血、输尿管损伤、直肠膀胱瘘、深静脉栓塞、肺栓塞等。由于放疗引起的纤维化、粘连及组织平面的闭塞，挽救性前列腺癌根治术难度较大。关于手术是否要进行盆腔淋巴结清扫，目前尚无统一意见。挽救性淋巴结清扫术的手术范围存在争议，并未形成统一的标准，这是因为接受挽救性手术的患者存在较大的异质性。EAU 指南推荐对淋巴结分线＞ 5% 的患者行淋巴结清扫术，因此对于淋巴结复发的患者可以行标准淋巴结清扫术，但对于转移组织已接受过放射治疗的患者，不推荐进行挽救性手术。挽救性淋巴结清扫术并非一种治愈性手术，其主要目的是延迟需要全身治疗的时间，即延长无生活复发生存时间。

### （二）再程放疗

对于那些初次接受放疗后再次局部复发的患者，挽救性放疗成为一个重要的选项。这种放疗需要特别注意累积剂量及其潜在的毒副作用，因为再次放射可能增加组织损伤的风险，特别是在接受过高剂量放疗的区域。一般不推荐进行再程外照射，对于经过选择（如高 PSA 值、局限期前列腺癌、病理证实为局部复发）的患者可以考虑 HDR 或 LDR 后装放疗。在经验丰富的单位治疗可明显降低严重不良反应的发生率，选择合适的放疗方案和剂量调整是关键，这通常涉及精确的靶向和剂量计算，以最大限度地减小对周围健康组织的影响。适应证包括：①预期寿命＞ 10 年；②身体一般情况良好；③生化复发高危患者；④临床前列腺窝局部复发。局部复发者应在血清 PSA 水平≤ 1.5ng/ml 时采用针对前列腺瘤床的挽救性放疗，总剂量为 64 ～ 66Gy。Milecki 等研究表明，对于生化复发的高危患者（如 T ＞ 3、Gleason 评分 8 ～ 10 分、术前 PSA ＞ 20ng/ml），采用放疗和雄激素阻断疗法能提高患者生存时间和生活质量，值得推荐。Freedland 等对 7000 名前列腺癌患者进行回顾性研究发现，在这些生化复发的患者中，对于小风险的患者，若选择不进行补救治疗，从根治术或放疗后生化复发到死亡的生存中位数为 16 年，且复发越快，预后越差。对于低危患者，选择挽救性放疗能提高患者生存率；对于高危患者，选择内分泌治疗可能更为合适。Moul 等在研究生化复发后的治疗中指出，成功的挽救性放疗取决于放疗的剂量和 PSA 的值，一般的放疗剂量至少是 66 ～ 70Gy，PSA 值为 0.5 ～ 2ng/ml，当然也存在个体差异性。禁忌证包括：①预期寿命＜10年；②一般情况差，无法耐受放疗；③临床广泛转移。并发症方面，尿频、腹泻、疲乏等轻微不良反应较为常见，而以下严重情况仅见于2%以下的患者：①严重的血尿；②膀胱颈口狭窄；③尿失禁；④直肠溃疡或直肠炎。不良反应的发生与放疗的剂量和采用的治疗技术密切相关。

EBRT作为放射治疗后局部的挽救性治疗，仅在很少的研究中有所报道，且仅能用于经过严格筛选的少数患者。不同队列的再程放疗患者之间直接比较非常困难，因为技术本身的差异性、是否使用ADT、BCR无标准定义及随访范围的不同都会影响相关结果和判断。

局部挽救性高剂量近距离放疗（HDR-BT）是局部挽救性治疗中最新的治疗方式之一。自2017年以来，一共有4项研究探讨了其治疗的辐射剂量。治疗方案包括一次给予19Gy或27Gy分两次给予，中位随访时间为10～36个月。BCR差异显著，范围为6%～52%，3年的BFS为46%～61%。未观察到3级以上的消化道毒性，也无4～5级的泌尿生殖系统毒性。Chitmacne等发现，挽救性HDR-BT后PSA最低点成为多变量分析中生化进展的唯一预测因素。无论治疗前后，全身性ADT治疗都是基础治疗。

低剂量率近距离放射治疗（LDR-BT）是将放射性粒子（$^{125}$I和$^{103}$Pd）永久性植入靶病灶或靶区域，通过粒子的缓慢裂解而持续释放剂量的放射疗法。

### （三）冷冻消融术

冷冻消融术：根据所使用的技术，已发表的文献中消融区域的扩展有所不同，从超局灶性到半腺或次全消融。冷冻疗法包括经会阴将冷冻针插入前列腺，该方法可使组织冷却至－40～－30℃，直接破坏细胞膜，并间接引起缺血和凝固性坏死。快速冷冻和加温会带来即时效果，即核心区域坏死和周围区域水肿。当冷冻疗法的低温影响到神经血管束时，容易引起勃起功能障碍。现代冷冻治疗技术使用液氮或氩气通过空芯针头循环来冷冻前列腺组织，并通过氦气利用焦耳-汤普森效应加热尿道。作为一种局部治疗手段，其治疗效果与其他局部治疗相比差别不大。尽管挽救性冷冻治疗的研究较多，但其结论仍存在一定争议。挽救性冷冻疗法既可以局部使用，也可以作为整个前列腺的冷冻疗法。由于目前研究结论差异较大，EAU指南建议，挽救性冷冻治疗适用于伴随疾病较少、预期寿命至少10年、初诊时分期为T1或T2、初诊时ISUP分级≤2级或3级，且接受挽救治疗前PSA＜10ng/ml、倍增时间≥16个月的患者。并发症方面，报道的严重并发症包括直肠瘘和尿道狭窄，两者发生率均上升至5%；26%的患者报告了急性尿潴留；尿失禁发生率为0～29%，平均发生率约为10%。

### （四）高强度聚焦超声治疗

近年来开始有越来越多关于挽救性高强度聚焦超声（high intensity focused ultrasound，HIFU）用于根治性放疗后失败或生化复发人群治疗的研究。HIFU利用声波的热能和气蚀性破坏前列腺癌细胞，导致细胞坏死。超声波能量集中在一个固定的点上，其密度可达 1500W/cm²，温度＞80℃。一项针对放疗后复发的前瞻性研究显示，HIFU 治疗后患者的无生化复发中位生存时间可达 63 个月，5 年总生存率为 88%，肿瘤特异性生存率为 94%。并且其并发症发生率在可接受的范围内，Ⅲ / Ⅳ级并发症发生率为 3.6%，安全性较好。但目前包含大样本的研究较少，且多数集中在某些较大的中心，其终点指标并不明确，因此指南并未对该治疗方式的适应证做出推荐。

这些治疗选择都需要综合考虑患者的具体病情和健康状况，以确定最合适的治疗路径。

在前列腺癌经过根治性放疗后，部分患者可能会经历局部复发或远处转移，这种情况下，系统治疗成为治疗的核心手段。系统治疗的首选通常是雄激素剥夺疗法（ADT），这是一种广泛使用的治疗方法，主要通过降低或阻断体内雄激素的作用来发挥作用，因为雄激素是前列腺癌细胞生长所依赖的主要激素。ADT 能有效控制疾病进展，适合大多数经历复发的前列腺癌患者使用。适应证包括：①生化复发且有很高的临床广泛转移倾向的患者，术后一年内发生 PSA 上升；PSAD 在 4～6 个月；Gleason 评分在 8～10 分；病理分期 ≥ T3b；②临床前列腺窝局部复发，但不能耐受放疗或不愿接受放疗者；③根治术前 PSA＞20ng/ml、Gleason 评分＞7 分、广泛手术切缘阳性或者肿瘤有包膜外侵犯，应尽早行内分泌治疗。对于生化复发后，是采用早期还是延迟内分泌治疗，需根据具体情况决定。英国医学研究委员会的研究表明，生化复发后早期的内分泌治疗效果优于延迟内分泌治疗效果。内分泌治疗的方式包括：①去势疗法：即手术切除两侧睾丸，可使睾酮迅速且持续下降至极低水平，是主要的去势方法，主要不良反应是对患者的心理影响。②药物去势：利用黄体生成素释放激素类似物（LHRH-a，如亮丙瑞林、曲普瑞林等），一周后睾酮逐渐下降，至 3～4 周时可达到去势水平。③最大限度雄激素阻断（maximal androgen blockade，MAB）：即去势加抗雄激素药物，同时去除或阻断睾丸来源和肾上腺来源的雄激素。去势联合非类固醇类抗雄性激素氟他胺、尼鲁米特能提高2.9% 的患者的 5 年生存率。④间歇内分泌治疗（intermittent hormonal therapy，IHT）：有报道显示，50 例前列腺癌根治术后生化复发患者，在 PSA 上升超过3.0ng/ml 时开始间歇内分泌治疗 9 个月后，所有患者 PSA 均下降到 0.5ng/ml 以下或达到 0 值，此时停止治疗，待患者 PSA 再次上升到 3.0ng/ml 后再开始治疗，随访 48 个月没有患者进展为激素难治性前列腺癌。但目前尚没有足够证据支持此治疗作为生化复发患者的常规治疗。⑤抗雄激素药物单药治疗（antiandrogen monotherapy）和抗雄激素药物联合 5α 还原酶抑制剂等（combined antiandrogen and 5-alphareductase inhibitor therapy）：这些方法在体外肿瘤细胞株试验和动物实验中均证明有效，但目前还缺乏临床试验研究的资料。由于这些方法的不良反应较小，且能保留患者的性功能，因此在生化复发的年轻患者中有一定的应用前景。

然而，部分患者在经过一段时间的 ADT 治疗后可能会发展成激素难治性前列腺癌，即对 ADT 治疗不再产生响应。在这种情况下，患者需要更为强化的治疗手段，化疗便成为选择之一。化疗可以通过杀伤癌细胞、抑制其分裂与增殖来控制病情，特别适用于快速进展的激素难治性前列腺癌。

此外，新型激素疗法如恩杂鲁胺和阿比特龙，提供了另一种有效的治疗选择。恩杂鲁胺是一种非甾体抗雄激素，它可以阻断雄激素受体的作用，减少雄激素信号的传递，从而抑制癌细胞生长。阿比特龙则是一种抑制剂，通过抑制 CYP17 酶的活性，减少雄激素的分泌，特别是在睾丸之外的部位，如肾上腺和自身肿瘤组织中的雄激素分泌。这些新型激素疗法对于那些对传统 ADT 产生抵抗的去势抵抗性前列腺癌患者尤为有效。

这些治疗手段能够在不同层面上阻断雄激素的生物合成和功能，为激素难治性前列腺癌患者提供了更多的治疗选择。通过这种多角度的治疗策略，可以更有效地管理复发的前列腺癌，延长患者生存时间，改善生活质量。

### （五）姑息性治疗

针对前列腺癌根治性放疗后的复发，部分患者不适合积极的治疗策略，姑息治疗成为有效的干预手段。姑息性治疗主要旨在缓解症状和提升生活质量，包括药物治疗、放疗、必要时的手术干预，以及心理社会支持，以帮助控制疼痛、管理病情进展和解决由复发引起的具体问题。姑息治疗需要多学科团队的共同努力，确保患者在疾病晚期能够获得最佳的支持和生活质量，强调以患者为中心的治疗计划，旨在减轻病痛和提供情感支持，以应对前列腺癌复发带来的各种挑战。

### （六）观察随访

在前列腺癌根治性放疗后出现复发时，选择观察随访作为管理策略可能适用于特定的患者群体。这种策略通常是针对那些复发风险较低、病情进展缓慢的患者，或在其特定健康状况和生活质量考虑下，不立即介入治疗的情况下进行的。

观察随访的主要目的是监测疾病的活动性和进展性，同时避免或延迟潜在的治疗相关副作用，这对于老年患者或有严重共病的患者尤为重要。此策略包括定期的临床评估和血清前列腺特异性抗原（PSA）水平监测，PSA 水平的变化通常是判断疾病是否进展的首要指标。

在实施观察随访时，医生会定期检查 PSA 水平，并根据 PSA 的变化情况调整随访的频率。例如，如果 PSA 水平稳定，则可以延长检查间隔；相反，如果 PSA 水平显示持续上升，可能需要缩短随访间隔或考虑进一步的影像学检查和（或）生物活检，以评估是否需要转向更积极的治疗措施。此外，观察随访还包括评估患者的症状和生活质量。任何新出现的症状都可能是疾病进展的信号，应当触发更详细的诊断评估。在随访期间，医生也会密切监测患者可能出现的治疗相关并发症，如尿道狭窄、性功能障碍等，并提供必要的支持和干预。

适应证：适用于低危患者，如 PSA 初期小幅度上升、Gleason 评分 ≤ 7 分、生化复发在根治术后 2 年以及 PSA-DT > 10 个月的生化复发患者（因为此类患者疾病发展缓慢，从生化复发到临床复发或转移的中位时间为 8 年，从发生转移到死亡的中位时间为 5 年）。禁忌证：①生化复发有很大可能将发生远处转移者，如术后一年内发生 PSA 上升、PSA-DT 在 4 ～ 6 个月、Gleason 评分在 8 ～ 10 分、病理分期 ≥ T3b；②临床广泛转移者。

总之，观察随访作为前列腺癌根治性放疗后复发的一种管理策略，适用于选择性情况下，尤其是对于那些复发风险较低或对激进治疗有较高风险的患者。这种策略允许医生和患者在不牺牲治疗效果的前提下，优化患者的总体健康状况和生活质量。然而，它要求对患者进行严密的监控，并需要在患者病情出现变化时做出快速响应。

## 三、前列腺癌再次治疗后不良反应的诊治

### （一）尿失禁的诊治

出现尿失禁的原因包括放疗、手术、膀胱过度活动、压力性尿失禁等。前列腺癌根治性手术与接受放射治疗或近距离放射治疗的患者表现出不同的症状，而联合或采用手术加放疗等挽救性治疗也会增加尿失禁的发生率。治疗上有多种方式：首先为频率 - 尿量表，用于评估患者的排尿习惯，通过调整排尿习惯有助于改善症状。盆底治疗方面，很多能够改善膀胱尿控的干预措施同样被证明有助于缓解前列腺癌治疗带来的盆腔并发症。因此，在前列腺癌治疗前应指导患者进行盆底肌肉收缩锻炼。具体可以通过口头教学，配合宣传手册让患者了解相关知识。药物治疗方面，对于有膀胱过度活动症的患者，可首先尝试一线抗胆碱能药物治疗。手术干预包括三种治疗方式：填充剂或 ProAct 系统治疗、男性吊带、人工尿道括约肌（治疗"金标准"，并且被广泛应用）。非手术

解决方案中，回肠流出道术可能用于治疗尿失禁，但这种方案仅在存在严重并发症（如耻骨瘘）和接受放射治疗的情况下使用。

### （二）勃起功能障碍

1. ED 的原因　包括外放射治疗、雄激素剥夺疗法（ADT）。

2. 治疗

（1）PDE$_5$I：PDE$_5$I 的出现彻底改变了 ED 的治疗方式，其易用性和有效性提高了 ED 治疗的依从性。

（2）海绵体内注射（ICI）：使用前列地尔注射液进行海绵体内注射，每周 3 次，持续 12 周，效果良好。在所有挽救性治疗后，这种海绵体内注射治疗依然有效，因为它不依赖完整的神经元功能或正常的睾酮环境，并且在挽救性手术治疗后可能发挥更大的作用。

（3）真空负压装置：为阴茎 ED 治疗提供了一种经济高效且不依赖药物的方法。从术后 1 个月开始每天使用 VCD，但其最大的缺点是患者的接受度和依从性较低。

（4）人工海绵体植入术：是一种公认的 ED 治疗方法，在其他治疗均失败的情况下，阴茎植入手术也是有效的。

（陈碧正　应晓珍　滕皋军）

## 参 考 文 献

范宇，叶林·木拉提，梁磊，等. 根治性前列腺切除术后影响患者临床治愈和生化复发的危险因素分析. 中华泌尿外科杂志，2021，42(9):6.

BAKAVICIUS A, RAKAUSKAS A, JANKEVICIUS F, et al. Available evidence on HIFU for focal treatment of prostate cancer: a systematic review. Int Braz J Urol, 2022 Mar-Apr, 48(2):263-274.

BRAVI CA, FOSSATI N, GANDAGLIA G, et al. Long-term outcomes of salvage lymph node dissection for nodal recurrence of prostate cancer after radical prostatectomy:Not as good as previously thought. Eur Urol, 2020, 78(5):661-669.

CHADE DC, SHARIAT SF, CRONIN AM, et al. Cancer control and functional outcomes of salvage radical prostatectomy for radiation-recurrent prostate cancer:A systematic review of the literature. Eur Urol, 2012 May, 61(5):961-971.

DUCHESNE GM, MILLAR JL, MORTON A, et al. Health-related quality of life for immediate versus delayed androgen-deprivation therapy in patients with asymptomatic, non-curable prostate cancer (TROG 03. 06 and VCOG PR 01-03 [TOAD]): a randomised, multicentre, non-blinded, phase 3 trial. Lancet Oncol, 2017, 18(9):1192-1201.

HOPE TA, EIBER M, ARMSTRONG WR, et al. Diagnostic accuracy of 68Ga-PSMA-11 PET for pelvic nodal metastasis detection prior to radical prostatectomy and pelvic lymph node dissection:A multicenter prospective phase 3 imaging trial. JAMA Oncol, 2021, 7(11):1635-1642.

MEIJER D, DONSWIJK ML, BODAR YJL, et al. Biochemical persistence of prostate-specific antigen after robot-assisted laparoscopic radical prostatectomy:Tumor localizations using PSMA PET/CT imaging. J Nucl Med, 2021, 62(7):961-967.

MENDENHALL WM, HENDERSON RH, HOPPE BS, et al. Salvage of locally recurrent prostate cancer after definitive radiotherapy. Am J Clin Oncol, 2014 Aug, 37(4):411-416.

PHILIPPOU Y, PARKER RA, VOLANIS D, et al. Comparative oncologic and toxicity outcomes of salvage radical prostatectomy versus nonsurgical therapies for radiorecurrent prostate cancer: A Meta-Regression Analysis. Eur Urol Focus, 2016 Jun, 2(2):158-171.

SHIPLEY WU, SEIFERHELD W, LUKKA HR, et al. Radiation with or without antiandrogen therapy in recurrent prostate cancer. N Engl J Med, 2017, 376(5):417-428.

TILKI D, PREISSER F, GRAEFEN M, et al. External validation of the European Association of Urology biochemical recurrence risk groups to predict metastasis and mortality after radical prostatectomy in a European cohort. Eur Urol, 2019, 75(6):896-900.

VALLE LF, BAKAVICIUS A, KANAGARATNAM S, et al. A Systematic Review and Meta-analysis of Local Salvage Therapies After Radiotherapy for Prostate Cancer (MASTER). Eur Urol, 2021 Sep, 80(3):280-292.

# 第 6 章

# 前列腺癌特定亚型的诊疗

随着前列腺癌治疗的规范化，越来越多特殊亚型的前列腺癌患者在临床中被识别出来，但该类患者目前仍缺乏规范化的治疗方案。2023 年 CSCO 指南中"前列腺癌特定亚型的诊疗"这一章节，旨在使指南能够覆盖所有类型的前列腺癌患者。下面给大家介绍一下特定亚型的诊疗。

## 一、前列腺导管腺癌

前列腺导管腺癌（ductal adenocarcinoma，DAC）是前列腺癌最常见的组织学变异亚型，发病率为 0.1% ～ 12.7%。它源于前列腺大导管和次级导管，是除腺泡腺癌外的常见前列腺癌亚型，具有独特的侵袭性和生物学特性。与前列腺腺癌相比，DAC 初诊时发生转移的概率更高，总体生存率更差。与 PAC 相比，DAC 的诊断通常具有挑战性，传统的前列腺癌诊断工具如 PSA、临床检查和影像学方法，无法有效鉴别该疾病，可靠性较低。DAC 早期血清 PSA 水平较低，较难发现。大多数 DAC 患者存在下尿路症状，可出现镜下血尿或肉眼血尿、尿路梗阻、尿量减少或尿潴留等表现，当肿瘤浸润至精囊或尿道时可出现血精。来自大型根治性前列腺切除术数据库的分析表明，67% ～ 100% 的 DAC 发生在外周区，多达 46% 的患者肿瘤融合成块向内生长影响过渡区，30% 的患者前列腺尿道部受影响，导致泌尿系统症状。由于 DAC 患者在低 PSA 水平下会发生骨和内脏转移，因此，在局部疾病接受根治性治疗后，有必要通过影像学（包括胸部 CT 等）进行积极监测。导管腺癌的镜下表现主要由高柱状假复层细胞组成，最常排列成乳头状结构，有纤维血管轴心，也有排列成筛状的情况。IDC-P 与 DAC 的区别在于前者有完整的基底细胞，而后者没有。在 Gleason 评分系统中，DAC 通常评为 4 级，若是相对少见的实性结构则为 5 级。导管腺癌和大 / 小细胞神经内分泌癌的独特侵袭性应在病理报告中予以注明。与高风险 PAC 相比，DAC 往往进展较快，DAC 初诊即转移的发生率是 PAC 的 3 倍。DAC 患者总体生存率较 PAC 特异性生存率显著降低，死亡风险增加。但也有

131

研究表明，导管腺癌并非转移性前列腺癌患者的不良预后因素。DAC 是一种较为罕见的前列腺癌，其治疗方式包括根治性前列腺手术、放疗、激素治疗或联合治疗。相比于 PAC，DAC 手术或放疗的效果较差，基因组构成类似于去势抵抗性前列腺癌（CRPC）。在治疗局部 DAC 时，通常需要预先进行多模式综合治疗。在基于 SEER 数据库的分析研究中，DAC 患者的辅助或挽救放疗率也高于 PAC 患者（15.4% 比 2.8%），表明根治性放疗联合内分泌治疗可使局限性导管腺癌患者获得较长的生存期。导管腺癌患者对药物去势和手术去势均有良好的反应。在 112 例转移性 DAC 的研究系列中，105 例（93.7%）接受了标准 ADT，中位随访时间为 30 个月，85.8% 的患者在初始治疗进展后平均需要接受 3.2 线全身治疗。

## 二、前列腺导管内癌

前列腺导管内癌（intraductal carcinoma of prostate，IDC-P）是前列腺腺癌的一种独特且具有侵袭性的形态学变异，通常与不良的病理特征相关，如晚期、高级别和相对较大的肿瘤体积。在一项纳入 38 个前列腺癌队列的系统评价中，IDC-P 患病率从低危患者的 2.1% 分别增加到中危患者、高危患者和转移性疾病患者的 23.1%、36.7% 和 56.0%。IDC-P 的诊断主要依赖于病理检查，其具有两个形态学特征：①非典型前列腺癌细胞在预先存在的前列腺导管 / 腺泡内跨腔生长；②至少部分保留基底细胞层。IDC-P 在任何阶段往往与不良生存预后相关，患者早期生化复发率、远处转移率更高。IDC-P 患者的治疗与其他患者有所区别，在低危的局限性前列腺癌中存在 IDC-P 时，并不推荐患者行主动监测。IDC-P（+）的 mCRPC 患者一线接受新型雄激素受体靶向治疗（NHA）的生存获益优于紫杉醇类化疗。在一项纳入 131 例中国 mCRPC 患者的研究中，62 例（47.3%）病理明确为 IDC-P 患者，随访发现与非 IDC-P 患者相比，IDC-P 患者的中位 OS 显著缩短（HR=2.28，95%CI 1.35 ～ 3.86；14.7 个月比 34.5 个月，$P$=0.002）。此外，该研究结果显示，IDC-P（+）患者接受阿比特龙治疗相比多西他赛治疗能够获得更长的 PSA-PFS 和 OS（PSA-PFS：13.5 个月比 6.0 个月，$P$=0.012；OS：未达到比 14.7 个月，$P$=0.128）。导管内 / 导管组织学和淋巴血管浸润的存在似乎与前列腺癌患者的致病性生殖系 DNA 修复基因突变有关，IDC-P（+）患者携带 *HRR* 基因突变的比例高于 IDC-P（-）患者，同时，*HRR* 基因突变（+）患者中的 IDC-P（+）比例也更高，提示 IDC-P（+）患者有可能从 PARP 抑制剂治疗中获益。

## 三、前列腺神经内分泌癌

前列腺神经内分泌癌（neuroendocrine prostate cancer，NEPC）是前列腺

癌的一种具有高度侵袭性的组织学亚型，初诊时 NEPC 极少见，约占 2%。在 11% ～ 17% 接受过激素治疗的前列腺腺癌患者中可观察到 NEPC，考虑为前列腺癌抗雄激素治疗诱导的治疗相关 NEPC（treatment-emergent neuroendocrine prostate cancer，t-NEPC）。NEPC 的特征性表现是雄激素受体和 PSA、PSMA 等前列腺特异性标志物表达下降，而 CHGA、CEA 和 NSE 等神经相关标志物表达升高。NEPC 目前的治疗仍是以铂类为基础的化疗。一项研究在 1845 例前列腺癌患者中纳入了 14 例经组织学诊断为 NEPC 的患者，其中 4 例患者（0.22%）初诊为 NEPC，10 例患者考虑为 t-NEPC。一线铂类药物治疗的客观缓解率（ORR）为 66.7%，中位 PFS 为 7.5 个月，中位 OS 为 20.3 个月。一项国内研究纳入了 43 例 NEPC 患者，其中 13/43（30%）存在 *DRG* 基因缺失，其中 11 例（11/13，85%）患者对铂类化疗出现有效反应，包括 7 例 *BRCA1/2* 突变和 2 例 *MSH2* 突变患者。由于前列腺小细胞神经内分泌癌的行为与肺小细胞癌相似，可参照小细胞肺癌指南进行治疗。临床试验有可能带给患者更好的获益，应鼓励前列腺癌患者参加临床试验。

### 四、前列腺间叶源性肿瘤

前列腺间叶源性肿瘤是一类相对罕见且具有高度侵袭性的肿瘤，在所有前列腺肿瘤中占比不到 1%。由于其恶性程度高、病情进展迅速、临床表现不典型，诊断和治疗方面都不尽如人意。前列腺间叶源性肿瘤可发生于任何年龄，儿童期（< 10 岁）约占 30%，青少年期（10 ～ 40 岁）约占 40%，> 40 岁者约占 30%。前列腺平滑肌肉瘤是成人中最常见的原发性前列腺肉瘤，占 38% ～ 52%，而前列腺横纹肌肉瘤则多见于儿童。肉瘤具有高度侵袭性，复发比例高，多学科讨论在改善诊断、治疗计划、提高患者生存率和生活质量方面发挥着关键作用。病理学家和放射科医师通过病理特征评估总体预后，并在肿瘤学家的协助下应用辅助治疗以延缓肉瘤复发。本病通常采用手术、化疗、放疗等综合治疗模式，根治性切除并确保切缘阴性有助于提高前列腺肉瘤患者的生存率。常用的化疗药物包括放线菌素 D、长春新碱、环磷酰胺、阿柔比星等。前列腺肉瘤初诊时的分期及转移状态与生存预后显著相关，中位生存期为 18.6 ～ 67.8 个月。相对于平滑肌肉瘤，横纹肌肉瘤患者的生存时间更长（HR= 3.00，95%CI 1.13 ～ 7.92；*P*=0.027）。

### 五、前列腺小细胞癌

研究通过空间转录组学（ST）和单细胞核转录组学（snRNA-seq）技术的综合应用，揭示了前列腺癌（PCa）中存在一种新的亚型——前列腺小细胞癌。

其特征为雄激素受体（AR）阳性，但神经内分泌（NE）标志物阴性，并表现出干细胞特性及高度增殖性。研究发现，前列腺小细胞癌在分子水平上通过上调多种核糖体蛋白基因来优先激活蛋白质翻译过程，并特别强调了转录因子SP1的重要性。试验验证了 Sp1 转录因子抑制剂 plicamycin 和翻译延伸抑制剂HHT 在体内外模型中抑制耐药性前列腺癌（CRPC）进展的潜力。这些发现不仅阐明了前列腺小细胞癌在具有混合病理学特征的前列腺癌（PCa）中的存在，还为 CRPC 确立了 SP1 和翻译延伸作为可行的治疗靶点。

## 六、黏液腺癌

病理检查可见癌组织中有大量黏液成分，癌细胞漂浮在黏液湖中。通过特殊染色，如黏液卡红染色等，可以突出黏液成分，帮助诊断。在治疗上，对于早期的黏液腺癌，以根治性手术为主；对于晚期的患者，大多数会选择化疗结合内分泌治疗。内分泌治疗主要通过抑制激素的作用来控制肿瘤生长，例如使用促性腺激素释放激素（GnRH）类似物。

## 七、鳞状细胞癌

《消化系统肿瘤 WHO 分类》第 4 版中前列腺鳞状上皮肿瘤仅包含鳞状细胞癌和腺鳞癌。前列腺基底细胞癌的形态与唾液腺的腺样囊性癌相似，但在部分（17% ~ 47%）病例中检出 MYB：NFIB 融合。而在多数（57%）具有腺样囊性癌形态的病例中可以检出 MYB：NFIB 融合。因此，《世界卫生组织肿瘤分类》第 5 版中将原来的"前列腺基底细胞癌"更名为"前列腺腺样囊性（基底细胞）癌"，也归入鳞状细胞肿瘤。前列腺癌鳞状细胞癌的治疗通常包括以下几种方法：对于早期或局部化的肿瘤，手术切除前列腺和周围组织可能是一个选择；利用高能射线杀死癌细胞，可以是外放疗或内放疗；通过降低体内雄激素水平或使用抗雄激素药物来阻止癌细胞的生长。对于晚期或转移性前列腺癌，使用药物来杀死癌细胞。前列腺癌鳞状细胞癌的预后取决于多种因素，包括肿瘤的类型、分期、患者的年龄和整体健康状况。治疗方案和效果也会显著影响预后。

## 八、尿路上皮癌（图 6-1）

尿路上皮癌是发生在泌尿道上皮的恶性肿瘤。此类型与膀胱癌有一定的相似性，在某些情况下，仅凭形态学可能很难鉴别高级别前列腺癌与尿路上皮癌，但此时的形态学表现可以起到一定提示作用：前列腺癌即使在高级别的情况下，细胞核也常为单型性、圆形，细胞核中央有显著核仁，至少局灶有腺泡形成；而尿路上皮癌中的细胞核一般多形性更为显著，间质反应及结构表现不一则更支持尿路上皮癌的诊断。有些前列腺癌会与尿路上皮癌在形态学上具有显著重叠的特点，此时可能需加做免疫组化。尿路上皮癌常呈 CK7+/CK20+；但部分前列腺癌，尤其高级别前列腺癌也可出现这样的免疫组化结果，相关报道中高级别前列腺癌 CK20 阳性比例为 8% ～ 26%。有鉴于此，日常工作中鉴别前列腺癌和尿路上皮癌时，一般不会选择这两种抗体。最为明确的前列腺标记为 PSA 和 PSAP，尤其是 PSA，对前列腺癌具有高度特异性。然而，在高级别前列腺癌中，这些标记物的表达有所降低，即使呈阳性，也常表现为局灶性或弱阳性。这种情况下的胞质弱阳性可能很难与非特异性着色相鉴别。PSMA、P501S、NKX3.1 及前述 ERG，均可用于证实前列腺来源。PSMA 对于前列腺癌敏感性极好，但在高达 17% 的尿路上皮癌中也会呈阳性。对于高级别前列腺癌来说，P501S 的敏感性比 PSA/PSAP 要高，且其粗糙颗粒状着色很容易与非特异性着色相鉴别。如前所述，ERG 用于前列腺癌和尿路上皮癌鉴别时特异性较好，但敏感性较差。NKX3.1 对于前列腺癌的敏感性及特异性均较高，即使在高级别癌中也是如此，阳性结果表现为明确的细胞核着色。除前列腺癌外，NKX3.1 表达还可见于乳腺癌及正常睾丸。

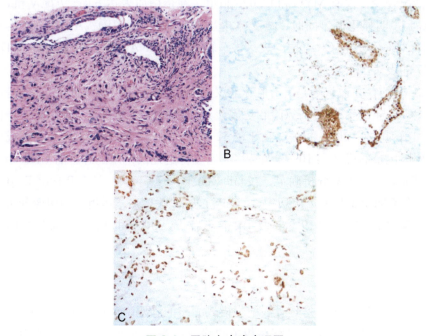

**图 6-1　尿路上皮癌病理图**

A. 前列腺癌形态学上偶可类似尿路上皮癌；本例中细胞核的多形性要比常见情况更为显著。
B. 正常尿路上皮及淋巴细胞表达 GATA3，但肿瘤细胞为阴性。C. 细胞核表达 NKX3.1，这种情况下可以作为证实前列腺来源的敏感、特异性指标

前列腺尿路上皮癌与尿路上皮癌在病理特征和治疗方式上有相同之处。

## 九、前列腺筛状癌 (cribriform carcinoma of the prostate，CC-P) (图 6-2)

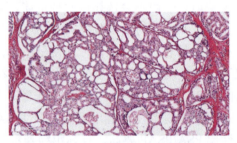

**图 6-2　前列腺筛状癌病理图**

CC-P 显示小的圆形筛状腺，细胞连续增殖形成相互缠绕的管腔，以及更大的不规则筛状腺，并且总是缺乏基底细胞层。CC-P 与常见肿瘤抑制基因的缺失有关，包括 *PTEN*、*TP53*、*NKX3-1*、*MAP3K7*、*RB1* 和 *CHD1*。CC-P 基因扩增的情况较少，仅有 MYC 和 LY6 的报道。在蛋白质表达方面，*PTEN* 和 *CD44* 在 CC-P 中明显下调。同时，核受体相互作用蛋白（NRIP）、AR 和表皮生长因子受体（EGFR）在 CC-P 中的表达水平较高，而 DNA 损伤结合蛋白 2（DDB2）和 p27 的表达水平较低。

CC-P 的存在被认为是具有临床意义的预后不良的独立指标。重要的是，扩张型 CC-P 与 BCR 的更高风险和更多侵袭性组织病理学特征（如 IDC-P、精囊侵犯和前列腺外扩展）相关。在比较 52 例原发性前列腺切除术后有转移或癌症特定死因记录的患者和 109 例无转移或癌症特定死因记录的患者的 Gleason 4 级模式组成时，多因素分析确定，在 Gleason 3+4=7 疾病中，CC-P 预测 DMFS 和 CSS；在 Gleason 4+3=7 疾病中，CC-P 主要预测 CSS。运用自动图像分析的人工智能算法发现，在 819 名接受 RP 的患者中，CC-P 的数量与 BCR 之间存在正相关。

## 十、假增生型前列腺癌

假增生型前列腺癌是具有假增生模式的腺泡腺癌，类似于前列腺上皮增生。前列腺切除标本中几乎总是存在相关的腺泡腺癌；然而，在粗针活检中，多达 90% 的腺癌可能呈现假增生。通过识别腺体拥挤、核增大、大核仁、腔内结晶和无定形碎片，有助于与良性增生区分开来。免疫组化明显显示基底细胞的完全丧失，并且在 70% ～ 83% 的病例中检测到 AMACR 阳性。在假增生型前列腺癌中描述了转移和神经周围侵犯，其行为与其他类型的高分化肿瘤和格里森 3 型肿瘤并无不同。HOXB13p.G84E 相关的家族性前列腺癌通常表现出假增生特征。乳头状褶皱（100%）、拥挤的腺体、大的不典型腺体（95%）、核增大（95%）、粉红色无定形分泌物（70%）、偶尔至频繁的核仁（45%）、分支（45%）、晶体状物（45%）、淀粉样小体（20%）；在低倍镜下，观察其转变为典型的小腺泡腺癌可能会有所帮助。

## 十一、前列腺上皮内肿瘤

前列腺上皮内肿瘤（PIN）样癌并不常见，与 HGPIN 类似。该亚型的特征是腺体较大、散在，具有扁平或丛状结构；腺体常有假复层上皮，假复层上皮显示细长的深染色质细胞核，类似于导管腺癌。单个独立的腺体具有簇状、扁平或不太常见的微乳头状、假复层肿瘤上皮细胞衬里，类似于高级别 PIN；腺体通常较大且呈囊性扩张，但也可以小到中等大小；不同大小的腺体混合在一起的情况很常见；腺体通常很拥挤，但也可能相距很远；在某些情况下，假复层肿瘤上皮细胞是细长的，如在导管腺癌中所见，而在其他情况下，细胞是立方形的，细胞核是圆形的，如在常见的腺泡腺癌中所观察到的；组织学特征与假增生亚型重叠；缺乏在导管腺癌中发现的具有纤维血管轴心的真乳头；无筛状或实性生长、明显的核多形性和粉刺性坏死；明显的核仁存在程度不一；基底细胞必须完全不存在，通常需要进行免疫组化检查。

## 十二、萎缩型前列腺癌

萎缩型前列腺癌的特点是一些腺泡腺癌表现出明显的细胞质体积减小，类似于良性萎缩。这些变化可能偶尔发生，在多达 16% 的根治性前列腺切除术标本中可发现，尽管在其他系列中报告的发生率较低。当出现萎缩特征时，它们通常与更典型的腺泡腺癌区域混合。雄激素消融或放射治疗后也可能出现萎缩性变化。30% 的萎缩型前列腺癌的 AMACR 免疫染色为阴性，因此注意非典型结构和核特征以及免疫化学上基底细胞的缺失有助于防止漏诊。此类肿瘤通常由具有浸润模式的单个独立腺体组成；它们通常被指定为 Gleason 模式 3。一些萎缩性癌表现出 p63 异常阳性，这些可能在分子上有所不同。萎缩和 p63 阳性前列腺腺癌之间的一致性并不完全。在诊断这类肿瘤时，建议结合高分子量角蛋白染色（如 34βE12），以帮助区分恶性病变和良性萎缩性改变，从而减少假阴性诊断的风险。目前，p63 阳性腺泡腺癌的临床预后意义尚未得到明确证实，其与患者预后的关系仍需进一步研究来阐明。

### 十三、多形性巨细胞腺癌

多形性巨细胞腺癌是一种罕见且临床上高度侵袭性的亚型，仅在相对较小的系列研究（≤30名患者）或病例报道中被描述。形态学上，其特点是存在重度核异型性和多形性，具有特征性的奇异多核和单核巨噬细胞，通常具有丰富的细胞质。常有非典型核分裂发生。整体组织学外观是多种多样的：在某些情况下，巨细胞腺癌成分局部存在（约占肿瘤的5%）与常见的高级别腺泡腺癌一起出现，而在其他情况下，巨细胞成分占主导地位（≥70%）。它可能与导管腺癌或其他罕见的形态亚型或模式（如鳞状、肉瘤样和神经内分泌）混合出现。许多病例出现在接受雄激素剥夺治疗或放射治疗之后。大多数病例对一种或多种前列腺限制标志物呈阳性（至少局部呈阳性），例如PSA、P501S、NKX3-1、HOXB13和AR。从分子层面讲，其特点是ERG重排相对不常见，PTEN缺失的患病率高，以及*TP53*突变。此外，同源DNA修复基因或错配修复基因中经常出现双等位基因致病突变。

（程慧斐）

### 参 考 文 献

BALL MW, PATEL M, ET AL. Pathological analysis of the prostatic anterior fat pad at radical prostatectomy:insights from a prospective series. BJU Int, 2017, 119(3):444-448.

BELLMUNT J, DE WIT R, VAUGHN DJ, et al. Pembrolizumab as Second-Line Therapy for Advanced Urothelial Carcinoma. N Engl J Med, 2017, 376(11):1015-1026.

BEYER B, JÖCKEL K. H, Horstmann M, et al. A feasible and time-efficient adaptation of NeuroSAFE for da Vinci robot-assisted radical prostatectomy. Eur Urol, 2014, 66(1):138-144.

BRAHMER J, RECKAMP KL, BAAS P, et al. Nivolumab versus Docetaxel in Advanced Squamous-Cell Non-Small-Cell Lung Cancer. N Engl J Med, 2015, 373(2):123-135.

BRIGANTI A, LARCHER A, GALFANO A, et al. Complications and other surgical outcomes associated with extended pelvic lymphadenectomy in men with localized prostate cancer. Eur Urol, 2006, 50(5):1006-1013.

CHOUEIRI TK, FISHMAN MN, ESCUDIER B, et al. Immunomodulatory Activity of Nivolumab in Metastatic Renal Cell Carcinoma. Clin Cancer Res, 2016, 22(22):5461-5471.

HANSEN J, JEPSEN JR, CHRISTENSEN B, et al. Assessment of rates of lymph nodes and lymph node metastases in periprostatic fat pads in a consecutive cohort treated with retropubic radical prostatectomy. Urology, 2012, 80(4):877-882.

HUSSAIN M, LARA PN, HIGANO C. S, et al. Phase III Intergroup Trial of Adjuvant Androgen Deprivation With or Without Mitoxantrone Plus Prednisone in Patients With High-Risk Prostate Cancer After Radical Prostatectomy:SWOG S9921. Clin Oncol, 2018, 36(15):1498-1504.

KIM IY, HWANG S, LEE J, et al. Detailed analysis of patients with metastasis to the prostatic anterior fat pad lymph nodes:a multi-institutional study. Urol, 2013, 190(2):527-534.

MOTZER RJ, ESCUDIER B, MCDERMOTT DF, et al. Nivolumab versus Everolimus in Advanced Renal-Cell Carcinoma. N Engl J Med, 2015, 373(19):1803-1813.

PLOUSSARD G, XYLINAS E, RENARD J, et al. Pelvic lymph node dissection during robot-assisted radical prostatectomy:efficacy, limitations, and complications-a systematic review of the literature. Eur Urol, 2014, 65(1):7-16.

POWLES T, DURÁN I, VAN DER HEIJDEN MS, et al. Atezolizumab versus chemotherapy in patients with platinum-treated locally advanced or metastatic urothelial carcinoma(IMvigor211):a multicentre, open-label, phase 3 randomised controlled trial. Lancet, 2018, 391(10122):748-757.

RUD E, SØRBYE SW, HOLCK S, et al. Does preoperative magnetic resonance imaging reduce the rate of positive surgical margins at radical prostatectomy in a randomised clinical trial? Eur Urol, 2015, 68(3):487-496.

# 第 7 章

# 前列腺癌的护理

## 第一节　术前护理措施

### 一、心理护理

术前进行一对一口头宣教和书面形式的健康宣教，能够帮助患者更好地理解和配合肠道准备过程。其中内容包括：

1. 讲解前列腺癌相关知识、手术的必要性、手术方式、注意事项等，向患者介绍康复良好的病例，以增强患者康复的信心。

2. 鼓励患者表达自身的感受和需求。

3. 教会患者自我放松的方法。

4. 针对个体情况进行个性化心理护理。

5. 鼓励患者家属和朋友给予患者关心和支持。

### 二、营养支持

1. 根据情况给予高蛋白、高维生素、适当热量、低脂、易消化的少渣食物。

2. 不能进食者遵医嘱静脉补充营养。

3. 严重贫血者遵医嘱输血。

根据医嘱及患者需求制订个性化的营养支持方案：

（1）早期前列腺癌：在前列腺癌早期，重点应放在预防疾病进展上。减少总脂肪摄入至总热量的 15% 以内，并补充硒、维生素 E 和大豆制品，可能有助于降低前列腺癌风险。此外，低血糖指数饮食和非常低脂（脂肪占总热量的 12%）的纯素饮食，通过补充各种营养素和生活方式的改变，可以改变肿瘤生物学特性，表明在早期阶段采取这些饮食干预措施有助于控制疾病的进展。

（2）中晚期前列腺癌：对于中晚期前列腺癌患者，营养干预的目标是改善治疗耐受性和生活质量。通过口服营养补充品改善营养状态，可以减少死亡率、并发症和住院时间。特别是 ω-3 脂肪酸、谷氨酰胺和支链氨基酸的补充，以及术前补充精氨酸，都有助于提高治疗效果，减少组织毒性，并改善长期生存率。

（3）围手术期营养干预：对于接受腹腔镜前列腺癌根治术（LRP）的患者，在常规护理基础上增加口服营养补充（ONS），在围手术期改善患者的营养相关指标，增强机体免疫力，促进术后康复。因此，对于即将进行手术的前列腺癌患者，应在术前和术后提供适当的营养支持。

（4）综合干预护理模式：对于多发骨转移的前列腺癌患者，综合干预护理模式能够有效降低焦虑抑郁水平、改善营养状态。这意味着在营养干预方案中加入心理支持和综合护理措施，对于提高这类患者的治疗效果和生活质量至关重要。

### 三、特殊检查注意事项

1. PSA 检测
（1）不需要抽取空腹血进行检查。
（2）在直肠指检之前。
（3）前列腺直肠指检后 1 周。
（4）膀胱镜检查、导尿等操作 48 小时后。
（5）射精 24 小时后。
（6）前列腺穿刺 1 个月后。
（7）无急性前列腺炎、尿潴留等疾病。
2. 前列腺穿刺活检　在 MRI 之后进行，以免影响 MRI 的结果。

### 四、病情观察及护理

1. 观察并记录患者排尿情况。
2. 消瘦、尿失禁患者注意观察皮肤状况并加强护理。
3. 有骨转移的患者需要注意安全护理，以防止骨折的发生。
4. 观察患者的情绪、心理状态及对待疾病的态度。
5. 建议患者在治疗师的指导下在根治性前列腺切除术前 3 ～ 4 周开始盆底肌肉训练，包括仰卧位、坐位、站立位和蹲位。

### 五、术前常规准备

1. 协助完善相关检查，如心电图、B 超、凝血功能全套、PSA、前列腺穿刺活检等。

2.指导患者正确的咳嗽、咳痰方法。教会患者提肛运动的方法。

3.术前行抗生素过敏测试，术前备好术中用药。

4.术前遵医嘱抽取合血，以备术中用血。

5.遵医嘱行肠道准备。

6.更换清洁患者服。

7.与手术室人员进行患者相关信息核对后，送入手术室。

8.为避免术中损伤直肠，需作肠道准备，指导患者配合。

（1）术前3日进低渣半流食，如面条、面片等，术前1日进无渣流质饮食，如低脂肉汤、藕粉、米糊、酸牛奶、果菜汁等。

（2）遵医嘱口服肠道不吸收抗生素。

（3）术前1日晚、手术当日晨分别行肠道清洁。

## 六、术前访视

术前访视实施的心理护理干预对前列腺癌患者焦虑和恐惧心理的影响主要表现为能够显著提高患者的生活质量，有效减轻患者的焦虑和抑郁状态，提高护理满意度，缓解患者的负性情绪，降低疾病不确定感程度，改进压力应对方式，降低并发症发生率，促进术后康复，以及提高患者的生活质量。

## 第二节　术中护理措施

### 一、身份安全核查

与具有执业资质的手术医师、麻醉医师，分别在麻醉实施前、手术开始前和患者离开手术室前，共同对患者身份和手术部位等内容进行核查的工作。

### 二、手术过程中的巡回护理

在手术过程中，护士需密切关注手术的每一个步骤，及时传递所需器械和药品。手术结束后，复苏室护士共同护送患者至病房，并与床位护士交接术中情况、术后需关注的护理要点。

### 三、手术配合

协助患者取合适的手术体位。①臀部垫高的截石位：这是一种常见的体位摆放方法，通过将患者的臀部垫高，使手术区域更容易暴露。这种方法的优点是能够充分显露手术视野，便于医生操作。②头低足高"人"字形体位：这种方法通过让患者的头部低于足部，形成类似"人"字形的体位，可以减少摆放体位的时间。③改良仰卧位：患者进行麻醉前平卧于手术床，臀部与手术床背板下缘平齐。麻醉完成后，头部使用硅胶头圈保护，肩部使用 3M 弹力宽胶布与两侧床沿粘贴固定，手部静脉通道使用静脉延长管连接并包裹于中单里，自然紧贴患者身体两侧。腿板调节向下 20°～25°，膝关节自然下垂垫于硅胶软枕上，用约束带固定保护。再将手术床调节成头低 20°～25°，并使用软棉垫保护头面部。改良体位垫的应用：使用改良体位垫可以使患者更舒适，手术野显露更充分，减少并发症的发生，同时减少了因操作不当引起的护理纠纷，确保了手术患者的生命安全。

## 第三节　术后护理措施

### 一、常规护理

1.**麻醉术后护理常规**　了解麻醉和手术方式、术中情况以及切口与引流情况，严密监测生命体征，持续心电监护，持续低流量吸氧，床栏保护防坠床。

2.**伤口观察及护理**　观察伤口有无渗血、渗液，有渗血应及时通知医生并更换敷料，观察腹部体征，有无腹痛、腹胀等症状。

3.**各管道观察及护理**　尿管护理；创腔引流管护理。

4.**疼痛护理**　评估者疼痛状况，遵医嘱给予镇痛药物；使用镇痛泵的患者，注意检查管道是否通畅，评价镇痛效果是否满意；提供安静、舒适的环境。

5.**基础护理**　协助患者取舒适体位，做好口腔护理、尿管护理及皮肤护理。

### 二、尿管护理

1.**固定**　妥善固定于床旁、做好尿管引流标识。

2.**通畅**　定时挤捏管道，使之保持通畅，勿折叠、扭曲、压迫管道，及时倾倒尿液，保持有效引流。

3.**清洁**　告知患者尿管的重要性，不能过度牵拉，切勿自行拔出。若尿管不慎脱出，立即通知医生，遵医嘱按照无菌操作原则重置尿管。随时清除尿道口的分泌物，保持会阴部的清洁干爽。尿管护理每日 2 次，每周更换引流袋 1～2 次。

4.**观察并记录**　观察小便性状、颜色及尿量，观察患者下腹部体征，有无腹胀。

5.**拔管**　一般术后视病情 2～3 周即可拔管，拔管后注意观察患者自行排尿情况。

### 三、创腔引流管护理

1. **固定通畅** 妥善固定、做好引流管标识、告知患者创腔引流管的重要性，切勿自行拔出。若引流管不慎脱出，应立即通知主管医生处理。定时挤捏管道，保持通畅，勿折叠、扭曲、压迫管道。定时倾倒引流液，保持有效引流。

2. **观察并记录** 观察引流液的性状、颜色及尿量、观察患者切口周围体征，有无胀痛、局部渗液。

3. **拔管** 引流管一般术后2～3天即可拔除。拔管后密切观察切口有无渗出，以及渗出液的性状、颜色及量，敷料浸湿后及时更换。

4. **饮食护理** 术后4～6小时进食少量温水，如无恶心、呕吐、腹胀等不适症状，过渡至流质饮食，并逐渐过渡为半流质饮食、软食及普食。饮食应循序渐进，注重营养丰富。

5. **体位与活动** 全身麻醉清醒前，患者应去枕平卧位，头偏向一侧。全身麻醉清醒后手术当日可采取低半卧位或侧卧位，术后第1天，行床边双下肢静脉B超检查，无下肢静脉血栓者鼓励患者早期下床活动。术后早期活动可以减少疼痛和发展为肠梗阻的可能性。患者清醒时指导其在床上进行适量活动，如踝泵运动等。

注：活动能力应当根据患者个体化情况，循序渐进，对于年老或体弱的患者，应当相应减慢活动进度。

6. **健康宣教**

（1）饮食：避免高脂饮食，尤其是动物脂肪和红色肉类。低脂肪饮食，多食用豆类、谷物、蔬菜、水果、绿茶等。适当补充钙和维生素D、维生素E、胡萝卜素等。控制饮食总热量和脂肪摄入量。少食多餐，忌辛辣、刺激性食物。保持大便通畅，可多食用蔬菜、水果、粗粮等高纤维食物；餐前饮用温水、柠檬汁等热饮，促进肠蠕动，刺激排便反射；适当口服轻泻食物如梅子汁等促进排便。

（2）休息与活动：回家后指导患者多注意休息，避免受凉、淋雨、吸烟、酗酒等。

3个月内不宜做剧烈运动及热浴。根据体力适当锻炼，保持情绪稳定，心情愉快。可做提肛运动，每个动作持续3～10秒，每次10～20分钟，每天3～6次，以增强盆底肌肉张力，促进尿道括约肌功能的恢复。

（3）用药指导：如大便干燥，可在医生指导下口服缓泻药物。如有勃起功能障碍，可遵医嘱口服药物治疗，用药期间应注意有无心血管疾病症状。

（4）提高自护能力：①术后常规需留置导尿管2～3周，指导患者遵医嘱按时就医，按需拔除留置导尿管。②告知患者带管期间需要每周2次更换尿袋，妥善固定尿管，预防逆行感染；保持尿液引流通畅，观察尿液的颜色、性状和量。③大量饮水，每日饮水量2000～2500ml，促进排尿反射，预防泌尿系统的感染。如出现尿液浑浊、沉淀、有结晶、体温升高等感染症状时，应及时就医。④观察有无尿失禁的发生，坚持进行骨盆底肌功能锻炼。

（5）复查与随访：术后每3个月行血清前列腺特异性抗原（PSA）检查术后6周复查PSA，之后每3月复查PSA，每年复查盆腔磁共振及骨ECT。

## 第四节　并发症的处理及护理

### 一、并发症处理及护理（表 7-1）

表 7-1　并发症的处理及护理

| 常见并发症 | 临床表现 | 处理 |
| --- | --- | --- |
| 出血 | 创腔引流管持续有新鲜血液流出；2小时内引出鲜红色血液＞100ml或24小时＞500ml；伤口敷料持续有新鲜血液渗出；伤口局部肿胀，疼痛 | 严密监测生命体温<br>保守治疗：应用止血药物；床旁牵拉固定尿管，压迫止血<br>静脉补充液体或输血治疗<br>保守治疗无效者再次手术 |
| 感染 | 体温升高，＞38.5℃<br>血常规升高 | 监测体温变化<br>遵医嘱抗感染治疗 |
| 直肠损伤 | 急性腹膜炎的症状<br>伤口局部红肿、疼痛<br>伤口渗液增加伴臭味<br>伤口有肠液渗出 | 及时更换伤口敷料<br>加强营养支持<br>充分引流<br>抗感染<br>肠造瘘，择期行直肠瘘修补和肠造瘘回纳术 |
| 膀胱尿道吻合口瘘及尿道狭窄 | 尿流变细<br>射程变短<br>尿流中断 | 观察排尿情况<br>定期尿道扩张<br>必要时再次手术<br>避免持续用力牵引尿道 |
| 尿失禁 | 尿液不自主地流出 | 尿失禁观察期限为一年，症状较轻者，一年内以提肛运动、电刺激、物理疗法及药物治疗为主，一年以上仍有尿失禁者，可考虑男性吊带或人工尿道括约肌置入术治疗。 |

续表

| 常见并发症 | 临床表现 | 处理 |
| --- | --- | --- |
| 深静脉血栓和肺栓塞 | 下肢肿胀、疼痛<br>皮温下降<br>感觉降低<br>呼吸困难和气促、胸痛、晕厥、烦躁不安、惊恐，甚至濒死感 | 术中、术后避免使用止血药<br>术后尽早进行四肢活动，并采取预防性气压治疗或穿弹力袜，发生栓塞后患肢制动、抬高，使患者安静，予保暖、吸氧、镇静、镇痛等，尽快启动溶栓流程 |
| 尿瘘 | 疼痛、下腹部充盈<br>尿管引流量减少 | 半卧位促进引流<br>如有膀胱冲洗应低压、慢速冲洗，如有异常应停止膀胱冲洗<br>保持局部有效引流 |
| 皮下气肿和高碳酸血症 | 肩背酸痛、胸腹胀痛<br>疲乏、烦躁呼吸浅快 | 被动运动，促进血液循环<br>持续低流量吸氧 |
| 性功能障碍 | 阴茎勃起障碍 | 术中保护神经血管束<br>术后应用磷酸二酯酶 5 抑制剂（PDE5-Ⅰ）预防或治疗<br>向患者做好解释工作，消除患者的疑虑，减轻其心理负担<br>指导患者妻子多关心照顾患者，给予更多的精神支持 |

1. 可以通过凯格尔运动（Kegel exercise）、盆骨运动等锻炼盆底肌。

（1）提肛运动：也叫缩肛运动，凯格尔运动。像忍（憋）大便，忍（憋）小便一样，有规律地将肛门向上提（收缩），然后放松，接着再往上提（收缩），一提一松。具体做法：①收缩臀部的肌肉向上提肛。②紧闭尿道及肛门（它们同时受到骨盆底肌肉支撑），此感觉如尿急，便急时无法到厕所需憋尿的动作。③保持收缩状态 5 ~ 10s，然后慢慢地放松，重复以上动作。

注意：

a. 运动的过程中照常呼吸，保持身体其他部分的放松。不可有夹腿，挺肚子的动作。用手触摸腹部，如果腹部有紧缩的现象，表示运动错误。术前会安排做盆底肌的评估，指导正确的提肛方法。

b. 提肛运动需要循序渐进的练习，需要持之以恒的坚持，提肛运动的目的是锻炼膀胱和尿道的外括约肌，加速盆底肌的康复，从而缓解尿失禁的发生。反复进行。站、坐、卧、行均可进行，每次做提肛运动5次左右，持续5～10分。

（2）盆骨运动：患者保持站立姿势，双手交叉置于肩部，然后足尖成90°，足后跟与两侧腋窝同宽，用力夹紧并保持5～8秒，重复20～30次即可。

2. 盆底肌锻炼的电刺激联合生物反馈技术的具体操作方法和效果评估涉及多个方面，包括治疗前的准备、治疗过程中的具体操作及治疗后的效果评估。

电刺激联合生物反馈治疗：电刺激是通过电刺激设备向盆底肌发送微弱电流，以增强盆底肌的力量和耐力。生物反馈是利用生物反馈设备帮助患者感知并控制盆底肌的收缩，从而提高盆底肌的自主控制能力。盆底肌锻炼：在电刺激和生物反馈的基础上，指导患者进行一系列盆底肌锻炼，如凯格尔（Kegel）运动等，以进一步加强盆底肌的力量和功能。

## 二、效果评估

1. **盆底肌力恢复**　通过盆底电生理分析来评估盆底肌力的恢复情况。

2. **尿失禁和器官脱垂改善**　通过尿垫试验、排尿日记、国际前列腺症状评分（IPSS）等进行评估。

3. **随访复查**　在治疗后的不同时间点（如2个月、6个月等）进行随访复查，以评估治疗效果的持续性和稳定性。

## 三、术后随访

前列腺癌术后随访是一个复杂且多方面的过程，涉及多种护理干预措施和患者管理策略。长期随访的重要性：研究表明，即使在手术后多年，患者仍需接受定期的随访检查，以监测可能的生化复发或其他晚期并发症。因此，建立有效的长期随访计划对于确保患者得到持续关怀和支持至关重要。其中延续性护理，包括优质护理干预、同伴支持教育、微信平台教育及外科康复护理结合标准沟通流程，均能有效提高患者的生活质量，减轻症状的严重程度，提高自我管理效能感。随访方式的多样化，其中延续性护理形式包括：

1. **健康教育与信息推送**　通过医院信息系统设计的延续护理信息系统，对患者进行院内外健康教育、出院随访、医患互动、跟踪干预和问卷测评等延伸服务。这种方法可以通过系统完成健康咨询、提醒用药、推送消息和进行健康干预等活动，提高患者的健康管理效果。

2. **信息化延续护理**　在常规院外延续护理的基础上，实施信息化延续护理，包括疾病知识掌握水平、焦虑抑郁程度及生活质量的评估，这种模式能够降低前列腺癌患者的负性情绪，提高疾病知识水平和总体生活质量。

3. 多样化的延续护理形式　利用电话随访、应用程序、微信等即时聊天工具等多种形式进行延续护理，这些多样化的形式可以根据患者的不同需求和偏好，提供更加个性化和便捷的服务。

4. 基于电子信息和互联网＋平台的延续性护理　利用微信平台对患者进行延续性护理，包括用药依从性、疼痛缓解程度、心理状态评分及对护理满意度的评估，这种方法可以提高患者的用药依从性和护理满意度，同时减轻负面情绪。

5. 医院 - 社区 - 家庭三元联动延续护理平台　构建医院、社区、家庭三方之间的信息数据共享和沟通互动平台，为患者提供多形式、个性化的干预措施，这种模式可以最大限度整合资源，为患者提供更有效的延续护理服务。

6. 跨学科专业团队　通过建设跨学科专业团队，包括肿瘤康复与健康咨询、静脉输液治疗、营养支持等，满足患者对延续性护理的需求，这种模式促进了医护人员的成长，并可推广借鉴。

7. 基于同伴支持的延续性护理　基于同伴支持的延续性护理有助于提高前列腺癌手术患者的社会支持水平与自我护理能力，改善患者的生活质量，同伴之间的相互支持和经验分享对于患者的心理调适和社会适应具有积极作用。

8. 支持性照顾需求满足　前列腺癌患者存在未满足的支持性照顾需求，这些需求与患者的生活质量和心理状况密切相关，因此，提供针对性的心理辅导治疗，加强疾病相关信息宣教是必要的。

## 四、化疗患者的护理

1. 化疗前

（1）心理支持：前列腺癌患者确诊后最初情绪反应为焦虑，疾病晚期最容易出现抑郁状态。护理人员和家属应提供情感支持，解释化疗的重要性和预期效果，帮助患者树立信心，减轻心理压力。

（2）需要全面评估患者的营养状况。临床普遍使用营养风险筛查 2002（NRS 2002）对患者进行营养风险评估。建议患者采用少食多餐的方式，避免产生饱食感，多摄入开胃食品，如山楂、扁豆、山药等，以及高营养、易消化的食物。避免食用刺激性食物和饮料，以减少胃肠道不适。若评分 ≥ 3 分，即提示存在营养风险，需及时进行营养干预，请营养师会诊并制定相应的营养干预措施。可根据患者情况选择口服营养液，如能全力、百普力、安素等；若患者有糖尿病，可选择瑞代；对于有进食困难的患者，可选择肠外营养支持。化疗前营养补充有助于提高治疗的有效性，并减少相关不良反应。

（3）生活习惯改善：患者应保持规律的作息，避免熬夜和过度劳累。适当进行轻度运动，如散步、瑜伽等，以提高身体素质和免疫力。同时，注意个人卫生，保持皮肤清洁干燥，预防感染。

（4）身体检查与评估：进行全面的身体检查，包括肝功能、肾功能、心功能等。评估患者的身体状况，确定化疗方案和剂量，以确保化疗的安全性和有效性。

（5）化疗知识普及：向患者普及化疗的相关知识，包括化疗的目的、过程、可能的副作用以及应对措施等。这有助于患者更好地了解化疗，减轻对化疗的恐惧和不安。

（6）准备应对副作用：提前准备一些应对化疗副作用的物品，如止吐药、镇痛药等。同时，为患者提供一个舒适、安静的环境，以减轻化疗带来的不适。

2. 化疗后

（1）饮食护理：化疗期间饮食以清淡、易消化食物为主，少食多餐，不宜过饱，忌腥油腻食物，禁忌辛辣和烟、酒等刺激性食物；应控制总热量摄入，坚持低脂饮食，保证适量的钙（如 1000 ～ 1200mg/ 天）和维生素 D 摄入，特别是对于接受内分泌治疗的患者，具体摄入量应咨询医生或营养师。低脂高纤维素饮食可增加雄激素的排出，降低血清雄激素水平，从而改善预后。

选择易消化、营养丰富的植物性食物（如香蕉、熟苹果、蒸软的胡萝卜、菠菜），以缓解消化道负担，同时保障维生素（A/C/K、叶酸）、矿物质（钾、镁）及抗氧化物的供给，支持机体修复与免疫功能。

避免过热、过酸及刺激性饮食，以防加重口腔或胃部不适。保持充足的水分摄入，可以搭配少量果汁或蔬菜汁。

若患者存在营养不良、预计 7 天以上无法进食，或连续 10 天以上每日能量摄入低于日能量消耗的 60%，建议启动肠内或肠外营养支持。

（2）药物反应观察：密切观察化疗药物可能带来的副作用，大多数患者会出现恶心、呕吐、骨髓抑制、周围神经病变、腹泻、便秘、静脉炎、焦虑、抑郁等症状。因此，采取有效的护理方法对提高患者生存质量、减轻躯体症状有很大帮助。

1）胃肠道反应：是最常见的不良反应之一，出现食欲下降、食欲缺乏、恶心、呕吐、便秘、腹泻等症状，化疗药物引起的相关恶心、呕吐症状可按时间分为急性、延迟性、预期性三种。化疗前给予患者昂丹司琼、托烷司琼等药物镇吐，并且要尽量放慢静脉滴注速度，减少药物毒性，缓解患者胃肠道刺激，随后观察患者临床症状，减少患者护理风险，提高患者舒适度。

2）过敏反应：化疗引起的过敏反应包括急性过敏和慢性过敏，临床表现多样化，从轻微的皮肤损害如红痣、瘙痒到严重的过敏性休克均有可能。一旦出现过敏症状，应立即停止使用引起过敏的化疗药物，并避免再次接触该药物。同时，保持皮肤清洁，防止感染，可以用温水擦拭身体，但应避免使用刺激性的洗护用品。如果患者出现呼吸困难、休克等严重症状，应立即进行紧急处理。根据过敏反应的严重程度，在医生指导下使用抗过敏药物，如炉甘石洗剂、地塞米松磷酸钠注射液、盐酸异丙嗪注射液等，以缓解过敏症状。同时，应密切监测患者的血压、心率、呼吸等生命体征变化，及时发现并处理过敏性休克等严重并发症。

3）骨髓抑制：化疗引起的骨髓抑制是一种常见的副作用，包括白细胞、红细胞和血小板的减少，这可能导致感染、贫血和出血等症状。

①白细胞减少的护理：白细胞是身体的重要免疫细胞，化疗导致白细胞减少会使患者容易感染。应避免感染源暴露：避开人群密集场所（商场、公共交通高峰时段），避免接触呼吸道感染患者（感冒、流感等）；做好环境与饮食卫生的管理；必要时使用洁净屏保护患者。医生将根据化疗方案风险等级和患者ANC值决定应用粒细胞集落刺激因子等药物进行治疗。

②红细胞减少的护理：化疗导致的红细胞减少（贫血）会降低血液携氧能力，引发组织缺氧。典型症状包括：持续性疲劳、活动后气促、心悸、面色苍白/甲床苍白，以及因脑供氧不足导致的头晕或注意力不集中。根据血红蛋白（Hb）水平调整活动强度：① Hb 80～100g/L（轻度贫血）：维持日常活动（如散步、家务），但需增加休息间隔；避免提重物（＞5kg）、爬陡坡等高强度活动。② Hb 60～80g/L（中度贫血）：以卧床休息为主，每日下床活动≤3次（如如厕、用餐）；活动时需家属陪伴，预防跌倒（穿防滑鞋、移除地面障碍物）。③ Hb ＜60g/L（重度贫血）或出现眩晕：绝对卧床休息，床头抬高30°以改善脑供氧；避免独自下床。医生将根据贫血程度、症状及病因决定治疗方案：如使用促红细胞生成素（EPO）、输血等。

③血小板减少的护理：血小板减少会增加出血的风险。患者应避免用力排便、剧烈咳嗽等可能导致出血的行为。同时，要注意观察皮肤、黏膜等是否有出血点或瘀斑。如果发现异常出血，应立即就医。医生将根据血小板值、出血症状及病因决定治疗方案：如促血小板生成药物、输注血小板等。

④病房环境管理：定期进行紫外线消毒，保持空气流通，并酌情限制探视人数，以降低感染风险。（表7-2）。

表 7-2 骨髓抑制分级

| 分级 | 0 | I | II | III | IV |
|---|---|---|---|---|---|
| 白细胞（$10^9$/L） | ≥ 4.0 | 3.0～3.9 | 2.0～2.9 | 1.0～1.9 | < 1.0 |
| 中性粒（$10^9$/L） | ≥ 2.0 | 1.5～1.9 | 1.0～1.4 | 0.5～0.9 | < 0.5 |
| 血红蛋白（g/L） | ≥ 110 | 95～109 | 80～94 | 65～79 | < 65 |
| 血小板（$10^9$/L） | ≥ 100 | 75～99 | 50～74 | 25～49 | < 25 |

4）肝功能的异常：密切监测肝功能，及时了解肝脏的转氨酶、胆红素等指标的变化，若监测发现化疗相关肝毒性导致肝功能显著损害，必须及时评估并调整化疗方案。当出现重度肝损伤时，通常需立即暂停化疗，以利于肝脏功能恢复。在此期间，应严格遵循循证医学原则，在医生指导下规范使用具有明确保肝疗效的药物进行支持治疗。

5）肾功能的异常：定期监测肾功能指标，如血清肌酐、尿素氮等。在具有明确肾毒性风险的化疗方案（如含铂类药物）给药期间及特定时间窗内，需遵医嘱进行充分静脉或口服水化治疗，以增加尿量、稀释肾小管内药物浓度，降低肾毒性风险。若出现化疗相关肾损伤，必须严格评估患者容量状态（如出入量、体重、水肿、血压）和电解质平衡。根据评估结果个体化调整液体及钠盐摄入。对于进展至严重肾功能衰竭的患者，应提前评估并准备肾脏替代治疗（如血液透析、腹膜透析）的可能性。

6）脱发和皮肤损害：使用温和的洗浴用品，避免使用刺激性的肥皂或沐浴露。选择不含硫酸盐和碱性成分的洗发水，以减少对头皮的刺激。同时，使用护发素可以保持头发的柔软和光滑。尽量减少使用吹风机、卷发棒等加热工具，因为高温会进一步损伤头发。洗澡水温不宜过高，应控制在 40℃ 以下，每次洗澡时间不超过 10 分钟。洗澡后立即涂抹保湿乳液或霜剂，以锁住皮肤水分，防止干燥和瘙痒。避免阳光直射皮肤，外出时应做好防晒措施，如涂抹防晒霜、穿长袖衣物等。化疗后的皮肤更容易受到感染，因此要保持皮肤清洁，避免搔抓和挤压皮肤损害部位。如有感染迹象，及时就医治疗。

7）若联合唑来膦酸抗骨转移治疗后患者胃肠道或肾脏会出现不同程度的不适与受损症状，应在近期停止口腔外科治疗以防发生下颌骨坏死等并发症。同时鼓励病患者在用药前后保证充分水化，通常每日总液体摄入量需达到 2000mL 或以上（具体需遵医嘱，并考虑患者心肾功能）。

8）其他不良反应：化疗还可能导致心脏功能损害、神经毒性反应以及手足综合征等。可通过监测患者的血常规、肝功能、肾功能及血电解质等实验室指标及其临床症状进行及时评估。指导患者多饮温水，注意保暖，避免受凉或过热。

一旦患者出现不良反应，应及时通知医生并采取相应的护理措施。

（3）中医护理：中医护理以整体观念和辨证施护为基本特点，包含日常生活起居护理、病情观察、情志护理等护理方法，配合艾灸、拔罐等中医传统特色护理技术，以其简单、方便、有效、价廉的特色优势，可减轻化疗患者的痛苦，提高化疗患者的生活质量等。

1）运用中医疗法，如艾灸、中医辨证施膳、内关穴位按压、内关穴位生姜贴敷、耳穴贴压联合足三里按摩等多种方法对化疗后的消化道症状进行干预，改善患者化疗后的恶心和呕吐症状。

2）化疗期间因药物因素、心理因素、人口社会学因素、疼痛疲乏因素、环境因素等都会影响患者睡眠，可采用中药沐足加穴位按摩方法改善患者的睡眠质量。

3）中医治疗中采用以情胜情法、移情法、呼吸减压法、祝由疗法等中医疏通情志方法进行情志护理，不仅改善了患者的焦虑、抑郁状态，还降低了化疗患者消化系统不良反应，提高整体化疗效果。

（4）心理护理：前列腺癌化疗患者普遍面临焦虑、抑郁、恐惧等心理困扰。建议医护人员定期使用标准化量表（如 HADS，PHQ-9，GAD-7）筛查评估患者心理状态。医护人员应提供共情式沟通、疾病信息透明化解释，鼓励家属提供情感支持与陪伴。可鼓励患者尝试循证支持的心理疗法，例如：认知行为疗法（CBT）、物理疗法。对于筛查发现中重度焦虑、抑郁或显著心理痛苦的患者，应及时转介至精神科医生或临床心理师。

（5）活动与休息：运动对缓解前列腺癌患者治疗后相关副作用具有益处，可控制骨质流失、预防认知能力下降和泌尿问题，患者可以在不加剧骨痛的情况下进行运动。鼓励患者进行适当的身体活动，如散步、慢跑等，以增强体质，但应避免过度劳累。保证患者有充足的休息时间和良好的睡眠质量，有助于身体恢复。

（6）定期复查：按照医生的建议，定期复查以监控病情的变化。复查常规项目包括直肠指检、实验室检查（如血常规、尿常规、肝肾功能、肿瘤标志物、血清前列腺特异性抗原等）和影像学检查（骨扫描、腹部 B 超、盆腔 MRI、胸部 X 线片等），用于评估血细胞、肝肾功能、肿瘤负荷（大小、位置、转移情况）及治疗效果。

## 五、放疗患者的护理

### 1. 放疗前

（1）评估：①评估患者的既往史：药物过敏史、甲状腺功能亢进病史、哮喘病史、肾功能不全史等；②口服二甲双胍需停药 48 小时，钡剂检查排空后 1 周后（如果钡餐没有排空，会出现 CT 衰减校正伪影，导致伪影对诊断的影响，可以通过灌肠或饮水促进钡餐排空），增强 CT 精确定位当天尽量避免其他增强 MRI、增强 CT、ECT 或 PET/CT 检查；③评估静脉通路：患者在做增强 CT 扫描前，应选用抗高压留置针，选择粗直、弹性好的血管穿刺，尽量避开关节、静脉窦、血管分叉处等位置，或留置耐高压的中心静脉导管。

（2）心理支持：患者可能会出现焦虑、恐惧等心理问题。应向患者普及放疗的相关知识，包括放疗的目的、过程、注意事项等。帮助患者树立战胜疾病的信心，激发其生存欲望，保持积极乐观的心态。

（3）饮食调整：做完放疗增强 CT 扫描后，应嘱患者多饮水，加速碘对比剂排泄，减轻肾脏负担。患者应保持清淡的饮食，避免辛辣、油腻和刺激性食物。建议多摄入高蛋白、高维生素、易消化的食物，如鱼、肉、蛋、奶和新鲜蔬果。

（4）生活习惯改善：患者应保持规律的作息，避免熬夜和过度劳累。适当进行散步、瑜伽等轻度运动，有助于提高身体素质和免疫力。同时，注意个人卫生，保持皮肤清洁干燥，避免感染。

（5）肠道准备：前列腺的位置会随着直肠充盈的大小不一致而导致靶区变化。排空直肠可显著减少前列腺运动，而膀胱充盈可使其在放疗时受照射量显著降低。因此，前列腺癌患者需在 CT 定位及正式放疗前进行肠道准备。在放疗定位前，使用开塞露或二甲硅油等药物，有助于促进排气和排便。患者还可以口服益生菌、缓泻剂等，促进肠道排空，减少肠道内细菌和毒素的积累。必要时遵医嘱使用温和的灌肠剂帮助患者排空直肠，确保患者每天至少大便 1 次。

（6）膀胱功能评估：放疗可能对膀胱功能产生一定影响，膀胱充盈程度的不同而导致靶区变化，因此在 CT 定位及放疗前需要对膀胱功能进行评估。每次放疗前的膀胱充盈程度需与定位 CT 时尽可能保持一致，具体饮水量和等待时间需遵医嘱，由放疗团队根据定位情况确定。患者应注意观察自己的排尿情况，如有异常应及时告知医生。医生会根据患者的具体情况，制订相应的护理措施。

2. 放疗后

（1）皮肤护理：①注意保留患者皮肤上的画线及打点标记，护士应向患者强调洗澡时用水冲标记部位即可，不可揉、搓标记部位。如若身上标记不清晰，应及时告知医生，不可自行标记。②患者宜穿宽大柔软的全棉内衣，避免粗糙衣物摩擦放疗区皮肤。③放疗期间患者需保持放疗区皮肤清洁、干燥，用温水或 pH 值为 4～6 的皂液轻柔清洁、吸水性强的棉质毛巾蘸干放射部位皮肤，避免用力揉搓。禁用含酒精、香精、强碱性等刺激性成分的清洁用品。④鼓励患者做好个人卫生,勤剪指甲,以免指甲过长抓伤放疗区皮肤。⑤照射野内禁注射、贴胶布,禁涂碘酊、酒精或含重金属等刺激性药物,避免冷、热刺激及机械性刺激,注意防风、防晒。⑥放疗可能导致照射部位皮肤出现红斑、瘙痒、干燥甚至溃疡。如果皮肤出现不适,应及时咨询医生,并使用合适的皮肤护理产品。

(2) 饮食护理:患者可能出现食欲缺乏、恶心、呕吐等消化道症状。因此,应建议患者选择适量热量、低脂优质蛋白饮食,如瘦肉、鱼、蛋、蔬菜、水果等。避免进食辛辣刺激、坚硬、带刺的食物;少食多餐;治疗期间需戒烟、酒,以免加重消化道负担。在放疗期间规律饮食,避免不吃正餐,每天饮水 1.5 ~ 2.0L,减少可能引起腹胀或直肠刺激的食物,常见的有:高纤维食物(如大量全麦、麦麸)、易产气食物(如豆类、卷心菜、洋葱、大蒜)、辛辣食物、过量咖啡因饮料(如浓咖啡、大量咖啡)等。指导患者进食时细嚼慢咽,闭口咀嚼,避免咀嚼口香糖,并小口啜饮饮料,以避免吞咽空气。

(3) 心理支持:放疗可能给患者带来焦虑、恐惧等负面情绪。医护人员和家属应给予患者足够的关心和支持,帮助他们建立积极的心态,增强战胜疾病的信心。如有需要,可以寻求专业心理咨询师的帮助。

(4) 体重保持:保持体重的相对稳定,减小摆位误差是提高放疗精确度最重要、有效的方法。放疗摆位误差按有关规定是不能超过5mm,但在实际应用中,通常将体质量减轻3kg或以上的患者视为摆位误差超过3mm,应重新定位。

(5) 活动与休息:运动对前列腺癌患者的肌肉力量、身体机能、疲劳、性健康、心理健康、并发症预防及生活质量有积极的影响。因此,放疗期间鼓励患者每天进行有氧运动,如骑车、散步、上下楼梯等,每次 30 ~ 60 分钟,每天 2 次。患者应根据身体状况适当活动,以促进血液循环和新陈代谢,减轻心理压力和疲劳。同时,保证充足的休息时间,避免过度劳累,有助于身体恢复。

(6) 观察不良反应:放疗可能导致一系列不良反应,主要为放射性直肠炎引起的尿频、尿急、尿痛、血尿、腹痛、腹泻、排便次数增多等症状,以及其他不良反应如乏力、发热、骨髓抑制等。患者应密切关注自身身体状况,密切观察大小便的次数、颜色、性状、量,并做好记录;指导患者做好个人卫生,嘱患者保持会阴部清洁,重点清洁尿道口及包皮,防止污垢堆积,避免感染;嘱其多饮水,以减轻膀胱症状;必要时遵医嘱给予抗生素、激素、蒙脱石散等对症处理。如有其他不适症状,应及时告知医生,以便调整治疗方案或采取相应的护理措施。

(7) 骨髓抑制的护理:虽说放疗属于局部治疗方法的一种,与系统性化疗存在区别,不会在短期内发生血细胞数量急剧下降的现象。长时间放疗可导致骨髓抑制,若血红蛋白 < 80g/L,血小板 < $50 \times 10^9$/L,白细胞 < $3 \times 10^9$/L,需

暂停放疗。若白细胞 < $1 \times 10^9/L$，需实施保护性隔离措施，预防感染发生。每天使用紫外线消毒患者的房间，确保病房清洁，叮嘱患者卧床休息，避免室外活动，降低活动量，严格依照无菌原则开展各项工作，必要时给予升血小板和白细胞药物。

（8）定期复查：放疗结束后，患者需要定期到医院复查，以了解治疗效果和病情变化。血清 PSA 水平监测是前列腺癌放疗后随访最重要的项目。建议治疗后的 2 年内每 3 个月复查血清 PSA 及 DRE 检查，2 年后每 6 个月、5 年后每年复查。治疗后出现 PSA 持续升高或 DRE 检查异常，或提示转移的临床症状，如骨痛，建议完善盆腔 MRI 或 CT、骨扫描检查，有条件者可行 PSMA-PET/CT 检查，以尽早发现转移病灶。医生会根据复查结果调整后续治疗方案或给予进一步的护理建议。

## 六、内分泌治疗

1. 观察药物不良反应　内分泌治疗常用的药物可能包括抗雄激素药物、雌激素和 LHRH 类似物等。这些药物可能引起一系列不良反应，如乏力、头痛、恶心、呕吐、腹泻、心动过速和水肿等。护理人员需要密切观察患者的身体状况，及时记录并处理这些不良反应，确保患者的安全和舒适。

（1）胃肠道反应：是内分泌治疗中常见的副作用，随着治疗时间的增加、剂量的减少，胃肠道反应也会逐渐减轻，对于一些出现较为严重反应的患者，可以根据医生的建议和患者的症状暂时停止服药。

（2）血管收缩症状：这些症状可能会增加患者的不适感，帮助患者放松，并尽量选择患者感兴趣的主题，通过谈话分散他们的注意力。

（3）第二性征：由于体内睾酮水平的变化，患者可能会出现男性乳房发育（乳房组织增大），部分患者可能感觉声音变细或体毛减少 / 生长缓慢。出现乳房发育时，应穿着合身、有支撑性的内衣以减少摩擦和不适，避免反复挤压或刺激乳房组织。保持皮肤清洁干燥即可。

（4）骨质疏松：告诉患者发生这种情况的原因，提醒他们不要做跳跃这种大幅度动作，动作缓慢，以免发生骨折。定期监测患者的骨密度，并提供钙、维生素 D 等营养补充剂。鼓励患者进行适当的运动，以增强骨骼健康。

（5）性功能异常：在治疗过程中，由于患者睾酮水平波动，性欲下降是正常现象，在停止治疗后可能会逐渐恢复正常。应建议家庭成员支持和理解患者，减轻患者焦虑。

2. 营养支持　内分泌治疗可能导致食欲缺乏、恶心和呕吐等消化系统不适，从而影响患者的营养摄入。护理人员应提供易于消化、高蛋白和高维生素的食物，确保患者获得足够的营养。同时，建议患者遵循健康的饮食习惯，避免摄入含有雄性激素的食物和药物。

3. **心理支持**　内分泌治疗可能对患者的性功能、生育能力等造成影响，导致患者产生焦虑、抑郁等心理问题。护理人员应给予患者充分的心理支持，帮助他们调整心态，积极面对治疗。同时，家属和朋友的关心和支持也对患者的心理康复至关重要。

4. **健康教育**　对患者进行健康教育，帮助他们了解前列腺癌和内分泌治疗的相关知识，包括治疗目的、药物作用、不良反应等。再结合患者个体情况，制订涵盖饮食、运动、排尿症状管理、并发症管理、心理支持及居家护理的个性化综合方案。

5. **定期随访**　内分泌治疗是一个长期的过程，患者需要定期随访以评估治疗效果和监测病情变化。护理人员应协助患者安排随访时间，并确保他们按时进行复查。

（1）血清前列腺特异性抗原（PSA）检测：建议在治疗后的特定时间内（如每 3 个月）进行一次 PSA 检测。

（2）直肠指检（DRE）：DRE 可以发现前列腺癌是否转移至直肠，同时可以评估治疗后前列腺组织的恢复情况。通常也建议在治疗后的特定时间内（如每 3 个月）进行一次 DRE 检查。

（3）肝功能检查：对于应用抗雄激素药物的患者，在治疗初期（如前 3 个月）需要每月检查一次肝功能，以后可以根据情况每 3 ～ 6 个月检查一次，以监测药物对肝脏的潜在影响。

（4）影像学检查：如盆腔 MRI 或 CT 检查，这些检查可以发现前列腺癌是否转移至盆腔器官，如膀胱、直肠、淋巴结等。建议在治疗后每年进行一次此类检查。此外，骨扫描也是重要的影像学检查之一，可以发现前列腺癌是否转移至骨骼。

（5）其他检查：根据患者的具体情况和医生的建议，可能还需要进行其他相关的检查，如血常规、尿常规、血糖及糖化血红蛋白检测等。

## 七、癌痛护理

1. **评估**　要主动询问患者的疼痛病史，相信患者的主诉，鼓励患者充分讲述疼痛的相关感受。采用疼痛强度评估量表，量化并记录患者描述的疼痛强度。对癌症患者的疼痛情况和相关病情做出全面系统的评估，包括疼痛病因和类型、疼痛发作情况、治疗疼痛情况、重要器官功能、心理和精神状态、家庭及社会支持情况及既往史（如精神病病史、药物滥用史）等。对癌症患者进行每日一次疼痛评估，尤其是暴发痛的评估，持续动态监测、评估癌症患者的疼痛变化情况，包括疼痛评分、治疗效果、不良反应和转归等，有利于确定和调整镇痛方案。

2. 心理护理　前列腺癌患者常常面临巨大的心理压力，包括对疾病的恐惧和对治疗的担忧。护理人员应积极与患者沟通，提供心理支持和安慰，帮助患者树立信心，根据患者的差异化进行个体化的管理能够明显改善肿瘤患者的疼痛、焦虑和抑郁情绪。合适的心理疏导和放松有助于患者更好地应对癌痛。

3. 药物治疗　根据患者的疼痛程度，医生会制订相应的药物治疗方案。对于轻度至中度疼痛，可以使用非阿片类镇痛剂，如 NSAIDs 等。对于重度疼痛，可能需要使用强阿片类镇痛药物，如吗啡、羟考酮等。同时，也可以考虑使用中医药内服的辨证汤剂中佐用镇痛制剂，或者采用外治干敷剂或擦剂来缓解疼痛。

药物治疗常见不良反应：

（1）便秘：这是使用阿片类药物（如吗啡、芬太尼等）常见的副作用。为了预防便秘，患者可以在用药期间增加膳食纤维的摄入，多喝水，并进行适当的运动。如果便秘严重，可能需要使用泻药或其他治疗方法。

（2）恶心和呕吐：这也是阿片类药物常见的副作用，通常在使用药物初期出现，并可能随着继续使用而逐渐减轻。此外，非甾体抗炎药（如布洛芬）也可能导致恶心和呕吐。为了缓解这些症状，医生可能会建议使用止吐药或其他药物。

（3）嗜睡：阿片类药物可能导致患者感到困倦或嗜睡。因此，在使用这些药物时，患者应避免驾驶或操作重型机械等需要高度集中注意力的活动。若患者出现这一症状，需根据患者的反馈和具体情况调整治疗方案。

（4）尿潴留：阿片类药物有时会干扰膀胱的正常功能，导致尿液排出困难。如果出现这种情况，对于轻度的尿潴留，可以尝试采取非药物治疗方法，如热敷或按摩下腹部，刺激膀胱收缩以排出尿液。同时，患者也可以尝试改变体位，如站立或蹲下排尿，利用重力帮助排出尿液。如果非药物治疗无效，或者尿潴留症状较严重，可使用留置导尿或药物治疗。

（5）肝肾功能损伤：长期使用止痛药，特别是非甾体抗炎药和阿片类药物，可能对肝肾功能产生影响。因此，患者在服药期间应定期进行肝肾功能检查。

（6）过敏症状：可能表现为皮肤瘙痒、皮疹、荨麻疹、呼吸困难，以及更为严重的过敏性休克等症状。一旦出现过敏症状，患者应立即停药并尽快就医。根据症状的严重程度进行相应的治疗，如使用抗过敏药物（氯雷他定、西替利嗪等）以缓解症状，或者在严重情况下采取紧急抢救措施。

（7）呼吸抑制：呼吸抑制的症状可能包括呼吸浅慢、呼吸困难、口唇发绀、血氧饱和度下降等。一旦发现这些症状，应立即停止给予镇痛药物，并采取相应措施以确保患者的呼吸道通畅和氧气供应。这可能包括给予吸氧治疗、使用呼吸兴奋剂，或者在必要时进行气管插管和机械通气。

4. 局部治疗护理　对于由局部转移引起的癌痛，可针对局部病灶进行放疗、粒子植入等治疗手段，以控制局部肿瘤并缓解疼痛。护理人员应协助患者进行相关治疗，并密切观察治疗效果和不良反应。

5. 日常生活护理　前列腺癌患者应保持均衡的饮食，多摄入富含维生素、矿物质和膳食纤维的食物，避免摄入高脂肪、高热量、高盐、高糖的食物。定期运动有助于改善血液循环，增强体质，提高免疫力。同时，应避免长时间久坐和憋尿，以减少对前列腺的不良影响。护理人员还应帮助患者建立良好的作息习惯，保证充足的睡眠和休息。

6. 健康宣教　①癌痛的缓解非常重要，忍受疼痛没有任何医学获益；②癌痛大都可以通过镇痛药物得到很好的控制，对于持续性疼痛，规律地服用镇痛药能提高疼痛控制疗效；③如果这些镇痛药无效，还有其他方法可供选择；④强效镇痛药只能凭医生处方给予，禁止自行调整剂量或频率，除非征询医生意见；⑤吗啡和吗啡类药物常用于缓解疼痛，当这些药物用于治疗癌痛时，罕见成瘾。⑥动态评估镇痛效果，告知患者需主动报告疼痛变化（部位／性质／强度）、药物副作用（便秘／恶心／嗜睡）。⑦若遇配药困难或疑虑（如无法耐受副作用），应立即寻求医护支持，勿擅自停药。

## 八、前列腺癌 $^{125}$I 粒子介入治疗的护理

### （一）术前护理

1. 体位与活动　患者术前根据病情适当运动，避免过度劳累。

2. 饮食护理　根据情况给予高蛋白、高维生素、适当热量、低脂、易消化的少渣食物，必要时给予肠内外营养支持。手术当天术前禁食 2 ～ 4 小时。

3. 专科护理

（1）完善术前检查：三大常规包括前列腺特异性抗原（prostate-specific antigen，PSA）筛查和病灶超声检查等。

（2）病情观察与监测：观察患者有无前列腺癌相关压迫症状，如肠梗阻及尿流缓慢、尿频、尿急、尿流中断、排尿不尽、排尿困难和血尿等，遵医嘱对症处理。

（3）辐射防护：告知患者家属 $^{125}$I 粒子植入的防护知识，放射性 $^{125}$I 粒子是一种低能核素，正确的放射防护措施能有效减少或避免辐射损伤的发生，避免患者其家属过度焦虑，家中有孕妇及幼儿的可提前购买铅衣。术前应为患者备

好铅衣。告知患者 $^{125}$I 的安全距离为 1m 以上（应避免接触儿童及孕妇）。指导患者正确穿戴符合要求的铅衣以屏蔽辐射，达到防护的目的。

**4. 心理护理**　评估患者及其家属的心理状况及文化程度，给予患者及其家属个性化的心理指导，使其了解手术的过程及相关注意事项，告知该手术方式无创且疗效明确，使患者以良好的心理状态接受手术。

**5. 术前准备**　充分评估患者病情，了解患者病史及病变部位、手术方式和麻醉方式等。查看患者相关检查影像学及实验室检查结果，了解患者病变范围。术前一天做好术前宣教。嘱患者排尿，遵医嘱使用镇静药物；建立静脉通道以备术中用药。

**（二）术中护理**

**1. 安全核查**　由专人将患者病历、术中用药及影像学资料送至介入手术室，并填写介入转运交接单，护理人员核对患者手术相关信息，包括患者的一般资料、麻醉方式、手术方式、术中用药及影像学资料。

**2. 辐射防护**　手术医生及护士穿戴铅衣、铅围脖，术者穿戴铅眼镜和灭菌铅手套，备好铅屏风，做好辐射防护。医护人员需穿戴 0.25mm 铅衣，带离控制区的医疗物品需使用放射防护监测仪探测。当发生放射性 $^{125}$I 粒子外泄事故时立即封闭工作场所，应使用长柄器械将外泄的放射性 $^{125}$I 粒子收集到储源瓶或铅容器内，禁止直接用手操作，控制人员走动，避免放射性污染扩散，并进行场所和人员去污。

**3. 手术配合**　协助患者取截石位，要求大腿前屈角度小于常规截石位。协助手术医生进行患者会阴部区域皮肤常规消毒、铺巾。使用经直肠超声探头，经直肠超声探查患者前列腺、膀胱和尿道情况，全面探查前列腺及周边，发现前列腺结节影，结合 CT 扫描图像确定安全进针路径。在 B 超动态辅助下，利用定位支架于会阴部将植入针准确经皮穿刺到达前列腺内部，B 超证实未损伤尿道及膀胱，两人协作完成粒子植入，随后在超声引导下拔除植入针。术中护士应监控放射性粒子的屏蔽与暴露环节，巡回护士注意小心拿取和打开 $^{125}$I 粒子存取封闭罐，避免粒子跌落和撞击；手术医生使用专用器械取出粒子，避免用手接触。$^{125}$I 粒子植入完成后，巡回护士协助转运至复苏室。医生记录植入 $^{125}$I 粒子的数量和穿刺针数，将铅衣覆盖于患者腹部。完善手术记录，确保患者安全。

**（三）术后护理**

**1. 体位与活动**　指导患者卧床休息，静卧 4～6 小时，如病情允许可进行床边活动，避免剧烈运动和劳累。

**2. 饮食护理**　术后禁食 2 小时。术中种植粒子时若误触及肠道，可能引起术后肠道出血，因此术后 2～3 天应给予患者易消化、易吸收、营养丰富的软食。嘱患者进食清淡、易消化食物，少食辛辣食品，以降低肠道出血发生的概率。若患者便秘，用润肠剂或缓泻剂协助其排便。

3. 专科护理

（1）术后常规心电监护 4 小时，双鼻塞吸氧。

（2）粒子脱落监测：因粒子可能脱落的常见时间在术后 1 ~ 2 天（尤其随尿液排出），术后应密切监测。护士需使用便携式 γ 射线探测器定期（如每次更换尿袋、排便后、交接班时）扫描患者会阴部、尿道口、床单位、排泄物容器及卫生间等区域。同时，告知患者如厕后不要立即冲水，并立即通知护士进行扫描确认。若探测器报警提示有放射性物质存在，立即通知医生及核医学科/辐射防护人员。禁止徒手操作！使用长柄镊子或器械寻找可疑物。一旦找到粒子，用长柄镊子将其小心放入专用的铅罐内。记录发现时间、地点、粒子数量，并妥善封存铅罐，移交核医学科处理。

（3）留置尿管护理：为预防尿道感染，需保持尿道口清洁，会阴护理每日2 次，更换引流袋每周 2 次，引流袋低于尿道口，保持管道通畅，勿扭曲、折叠，观察尿液的颜色、性状和量，有异常及时汇报医师。

（4）辐射防护：将患者安置在专用病房，保持床间距 ≥ 1.5m，并设立明确的电离辐射警示标志。粒子植入病区应存放完善的防护用具，以便护士根据工作需求选择适宜的个人防护用具（如铅衣、铅眼镜、铅围脖和铅手套等）。指导患者正确穿戴铅衣，嘱患者不串病房以保护其他患者，限制探视时间及人员，孕妇及未成年儿童不得探视。

（5）并发症预防与护理：放射性粒子植入治疗后几周到几个月，患者尿道阻塞和尿道刺激症状可能会加重，恶心、尿频、尿急和排尿困难等症状较为常见，但持续时间通常较短，且多为轻到中度，可通过药物治疗有效缓解。粒子植入的并发症包括短期和长期并发症。术后并发症主要表现在直肠损伤、尿道狭窄和性功能 3 个方面。短期并发症与穿刺创伤及急性放射性损伤有关，术后早期尿路刺激症状包括尿频、尿急、尿痛、尿无力、排尿不尽和夜尿增多等，但大多数患者 6 ~ 12 个月会逐渐恢复正常。一年后发生的长期并发症以慢性尿潴留常见，与术前前列腺体积增大及残余尿量 > 2000ml 有关。使用受体阻滞剂可以降低尿潴留的发生率，长期并发症以直肠炎为主，主要表现为大便次数的增多，出现里急后重等直肠刺激症状，或者出现轻度的黏液血便，常为自限性，对症处理即可。严重时可出现尿道溃疡甚至尿道直肠瘘，但非常罕见。

**（四）出院指导**

出院时，护士向患者发放粒子植入信息卡，包括姓名、身份证号、植入部位、植入粒子数量、植入时间、陪护姓名和治疗医院电话等，并向患者做好紧急事件处理、生活指导和复查等相关宣教。$^{125}$I 的半衰期约为 60 天，60 天后其放射性活度下降至初始的 50%，6 个月内下降至 10%，1 年后可忽略不计。

1. 活动与锻炼　出院 2 个月内避免接触孕妇与儿童（若与陪护者或探视者需要长时间接触时，应保持距离 ≥ 1m），植入后的前 4 个月（尤其是前 2 周内）日常生活中应与配偶保持 60cm 距离，植入 240 天内（除到医院复诊外）应尽量避免到公共场所活动。嘱患者保持情绪稳定，保证充足睡眠；适当活动，避免过度劳累。

2. 饮食指导　进食清淡易消化饮食，避免辛辣刺激性食物。

3. 专科指导

（1）术后 2 周内禁止性生活。2～3 周后性生活应使用安全套。

（2）若患者植入后 12 个月内死亡，尸体处理原则参考《核医学辐射防护与安全要求》执行。家属或负责机构必须立即告知接诊医生、医院辐射防护安全委员会（或核医学科）及殡葬服务机构，该逝者体内植有放射性 $^{125}$I 粒子。后续的遗体处理（如火化、土葬）必须严格遵守国家关于含放射性物质遗体处理的法规和流程，由专业人员负责评估和操作，以防止任何潜在的辐射安全风险和环境问题。

4. 复诊指导　患者出院后，应建立完善的患者健康档案，根据患者病情及要求实施随访和延伸服务。建议治疗后半年内每 2 个月复查 1 次，治疗后半年至 2 年每 3 个月复查 1 次，治疗后 2～5 年每半年复查 1 次，5 年后每年复查 1 次。

（易雄英　李　玲　刘媛媛　周烨煜）

# 参 考 文 献

程玉琴，张建斌，徐斌斌 . 基于 JCI 理念的管理模式在腹腔镜下前列腺癌根治术围手术期临床护理中的应用 . 广东医学，2021,42(1):115-119.

董阳，刘丹丹，段秀娟，等 . 前列腺癌患者术后早期运动康复的最佳证据总结 . 护士进修杂志 ,2022,37(7):634-638,671.

樊小燕，韩雪冰，陈惠庆，等 . 纽曼护理模式在中高危局限性前列腺癌病人粒子植入术围术期的应用效果 . 护理研究 ,2022,36(11):2023-2026.

胡敏，汤爱洁，侯黎莉，等 . 基于智能化构建前列腺癌病人全病程临床护理路径 . 护理研究 ,2024,38(21):3904-3910.

李傲梅，吴怡，李娟，等 . 综合护理干预在晚期前列腺癌放化疗患者中的应用 . 中华男科学杂志 ,2023,29(1):71-75.

李玲慧，冯霞，任洁，等 . 前列腺癌患者支持性照护需求评估工具的研究进展 . 临床医学进展，2023, 13(5):7829-7833.

粒子植入治疗护理全程管理专家共识组，兰美娟，王丽竹，等 . 经皮放射性粒子植入护理全程管理专家共识 . 实用肿瘤杂志 ,2024,39(5):393-400.

林易琦 , 陈庆丽 . 多渠道延续性护理对前列腺癌根治术后患者负性情绪的影响研究 . 介入放射学杂志 ,2023,32(12): 后插 28.

曾佳慧 , 吴金球 , 周士萍 , 等 . 前列腺癌随访相关临床实践指南的质量评价及内容分析 . 护理研究 ,2021,35(17):3037-3041. DOI:10.12102/j.issn.1009-6493.2021.17.006.

中国抗癌协会男性生殖系统肿瘤专业委员会 , 叶定伟 , 邹青 . 高危前列腺癌围手术期综合治疗专家共识 (2023 年版 ). 中国癌症杂志 ,2023,33(12):1204-1214.

中国性学会中医性学分会专家共识编写组 , 中国医师协会中西医结合医师分会泌尿外科专业委员会专家共识编写组 . 前列腺癌雄激素剥夺治疗后并发症中医诊疗专家共识 . 中国实验方剂学杂志 ,2025,31(1):193-200.

中华医学会泌尿外科学分会 , 中国前列腺癌联盟 . 中国前列腺癌药物去势治疗专家共识 . 中华泌尿外科杂志 ,2016,37(7):481-484.

中华医学会泌尿外科学分会 , 中国前列腺癌联盟 . 转移性前列腺癌化疗中国专家共识 (2019版 ). 中华泌尿外科杂志 ,2019,40(10):721-725.

BENNETT C, DAVIS ID, HAMID AA. Nursing Implications of Recent Changes in Management Practices for Metastatic Prostate Cancer. Semin Oncol Nurs. 2020 Aug;36(4):151047.

CHAMBERS SK, NG SK, BAADE P, et al. Trajectories of quality of life, life satisfaction, and psychological adjustment after prostate cancer. Psychooncology, 2017, 26(10):1576-1585.

Cope DG. Nursing Considerations for Androgen Deprivation Therapy and Bone Health in Men Affected by Prostate Cancer. Semin Oncol Nurs. 2022 Apr;38(2):151271.

DELCIOPPO M, SCHMITT ML, BODMANN J, et al. Prostate Cancer: Survivorship Care Case Study, Care Plan, and Commentaries. Clin J Oncol Nurs. 2021 Dec 1;25(6):50-56.

DRUDGE-COATES L, DELACRUZ A, GLEDHILL R, et al. Metastatic Prostate Cancer: An Update on Treatments and a Review of Patient Symptom Management. Clin J Oncol Nurs. 2020 Aug 1;24(4):369-378.

GÖT ZE H, TAUBENHEIM S, DIETZ A, et al. Comorbid conditions and health-related quality of life in long-term cancer survivors—associations with demographic and medical characteristics. Eur J Cancer Care(Engl), 2018, 27(1):e12764.

ORTELLI L, SPITALE A, MAZZUCCHELLI L, et al. Quality indicators of clinical cancer care for prostate cancer:a population-based study in southern Switzerland. BMC Cancer, 2018, 18:970.

PATERSON C, PRIMEAU C, PULLAR I, et al. Development of a complex intervention to support self-management of men with locally advanced and metastatic prostate cancer(Self-Management of Advanced Prostate Cancer):a qualitative study. BMC Urol, 2017, 17(1):33.

PATERSON C, ROBERTS C, TOOHEY K, et al. Prostate Cancer Prehabilitation and the Importance of Multimodal Interventions for Person-centred Care and Recovery. Semin Oncol Nurs. 2020 Aug;36(4):151048.

PATERSON C. Introduction: Prostate Cancer Care-Implications for Nursing Practice. Semin Oncol Nurs. 2020 Aug;36(4):151040.

ZHOU K, WANG W, LI X, et al. Cancer survivors' experiences with financial toxicity:a systematic review and meta-synthesis of qualitative studies. Psychooncology, 2020, 29(6):945-959.